经方
临证心悟

薛蓓云 著

中国健康传媒集团·
中国医药科技出版社·北京

内 容 提 要

　　本书精选了作者部分经方授课内容、诊疗验案及临床心得，以经方的临床运用为核心，分为常用经方篇、证治验案篇、养生保健篇和诊余语录篇四个部分。作者以生动形象的诊疗案例为载体，用通俗易懂的语言，向读者传递了对经方、体质、病症以及方证相应的深刻理解。本书可供中医临床医生、经方学习者、中医药爱好者等阅读学习，以期交流临证经验，助力临床水平的提升，促进经方的传承与发展。

图书在版编目（CIP）数据

　　经方临证心悟 / 薛蓓云著 . -- 北京：中国医药科技出版社，2025.6. -- ISBN 978-7-5214-5243-3

　　Ⅰ . R289.2

　　中国国家版本馆 CIP 数据核字第 2025UM3093 号

美术编辑　陈君杞
版式设计　也　在

出版　**中国健康传媒集团** | 中国医药科技出版社
地址　北京市海淀区文慧园北路甲 22 号
邮编　100082
电话　发行：010-62227427　邮购：010-62236938
网址　www.cmstp.com
规格　710 × 1000mm $^1/_{16}$
印张　9
字数　158 千字
版次　2025 年 6 月第 1 版
印次　2025 年 6 月第 1 次印刷
印刷　大厂回族自治县彩虹印刷有限公司
经销　全国各地新华书店
书号　ISBN 978-7-5214-5243-3
定价　39.00 元

获取新书信息、投稿、为图书纠错，请扫码联系我们。

前　言

这本小册子汇集了我近两年为"薛蓓云名老中医工作室"撰写的授课稿及以前的一些诊疗忆文，内容以临床的经方运用为核心。

我对经方的兴趣，起源于黄煌老师的经方授业与推广传道。

古朴的南京中医药大学名医堂，坐落在汉中门老校区的门口。2000年我在江苏省中医院进修期间，感受着中医临床理念与经方诊疗思维的冲击，感悟最深刻的就是：对于一名现代中医来说，西医学知识不可或缺，要想成为一位明中医甚或名中医，经方的扎实实践是关键。经方所蕴含的中华民族几千年的实践经验，让中医学至今依然魅力四射，经方才是中医学继承发扬的可靠基础！之后的临床实践也在不断地强化和验证着这一认知。

我行医将近30年，在日常的诊疗及带教工作中，一直在思索如何进一步提高疗效，怎样才能将自己的体会更精准地传递给学生们，供他们在临床中参考，为他们的成长助力。

这本小册子没有华章丽句，有的只是扑面而来的故事，更多的是对经方、体质、病症以及方证相应的简朴阐述。这是我多年来学习中医的体会与心得，蕴含着我对古代先贤、前辈和同道的感恩，对后辈的期待。希望年轻的医师们站在我们的肩膀上，走得更稳、更远。

特别要感谢经方讲师团对我提供的帮助和鼓励，感谢何宇宏、刘璟铭、龚雪梅、刘品见、陈梦云、刘籽彤、蒋秋敏、李鹤昱等师承弟子和侍诊学生的协助，感谢中国医药科技出版社的务实、高效！

最后，希望这本小册子能得到广大读者的喜爱。

薛蓓云

2024 年 11 月 28 日写于江苏暨阳

目 录

常用经方篇

证治验案篇

养生保健篇

诊余语录篇

常用经方篇

大柴胡汤
——一张治疗上腹部疼痛的"神方"

几天前坐诊接近尾声时，我之前的一位年轻患者搀扶着她的母亲走进诊室，急切地说："医生，只有你能救我母亲了，她胃痛、滴水未进已经2天，经输液治疗已1周，没一点儿效呀。"我抬头一看，她的母亲个子矮小，体型偏瘦，肤色蜡黄，头发花白，脸尖削，三角眼，拘着腰，眉头紧皱。

女儿说要给母亲做个全面检查（腹部CT、胃肠镜、血液检查等），我暂不理睬，按部就班望闻问切：患者已经两三天未解大便，舌质红老，苔白腻，脉弦，剑突下压痛明显。于是对女儿说：先开5剂中药，下次复诊前完善肝、肾功能检查以及肝、胆、脾、胰、肾的B超就行了，若有需要（中药治疗无效或病情需要），之后再考虑胃肠镜或CT这类有创伤或痛苦的检查。她们充满着感激拿着中药回家了。

5天一晃而过，她们拿着检查结果端坐在我的诊室。显然，老太太的脸色明显变亮了，腰杆坐直了，嘴角挂着笑容说："吃完3剂，我就好了，胃也不痛了，能吃饭了，大便通了……"话音还没落，女儿抢着说："我就知道，只有您能治我母亲的病。"我拿起桌上的化验单，检查指标均正常，淡淡地说道："那就不需要再做检查了，继续服用7剂中药巩固就好了。"

但是，医嘱我花了点时间交代。

（1）不准生气，情绪勿激动。

（2）不宜食用豆类以及坚果类食物。

（3）不宜食用大荤及油炸、烧烤之类，还有剩菜等不易消化之物！

方剂用的是《伤寒论》大柴胡汤原方。

大柴胡汤是一张古代治疗宿食病的专方。什么情况下可以用？张仲景交代得很清楚："呕不止，心下急，郁郁微烦者，为未解也，与大柴胡汤，下之则愈。""按之心下满痛者，此为实也，当下之，宜大柴胡汤。"所谓"心下"也就是剑突下、上腹部，"心下急""按之心下满痛"也就是上腹部的疼痛不适、按压痛甚。这不正是该患者的真实写照吗？

"郁郁微烦"则强调患者情绪不佳：或烦躁易怒，或闷闷不乐。该患者病因是生气，正与老伴有情感纠葛；同时，她为实热体质（舌质红老），饮食也不规律、时常吃剩菜，故而导致上消化道的急性痉挛疼痛、纳差或呕吐等。这时候用大柴胡汤和解清热并攻里，疗效自然凸显。

大柴胡汤不仅仅治疗胃痛，治疗胰腺炎、胆囊炎、胆石症、胃食管反流、胃及十二指肠溃疡等肝胆胃肠疾病都是一把好手。现代药理研究发现，它有利胆、保肝、保护胰腺、抗溃疡、保护胃肠黏膜及调节小肠功能紊乱、通便、降脂、抗凝、抗动脉粥样硬化、扩张血管、免疫调节、抗炎、抗过敏、抗内毒素、退热、抑菌等多种作用。

临床运用的抓手很简单：①实热体质。②不拘体型胖瘦，关键是心下按之满痛并有呕吐者。

最后还要强调一下情绪问题。

《黄帝内经》强调"百病生于气"，意思就是说，人体的疾病都与气的失常相关，而情绪就是其中的重要因素，喜、怒、忧、思、悲、恐、惊皆可影响脏腑而致病。而"人生不如意事常八九"，怎么办？一方面，要积极地调整心态，尽量除妄、去执、平躁，明白人生除了健康平安无大事，就能不怨、不恨、不怒、不烦。另一方面，有了不良情绪一定要宣泄出来，我非常反对各种"装"，因为压抑久了，反弹会更厉害，生气了一定要沟通，勇敢地表达出来，才不至于使身体、心理受到影响，日积月累的压抑一定会使身心崩溃。

所以，我在临床上治疗身体上的疾病几乎都会兼顾除烦养心安神、疏肝理气降火。本文所用的大柴胡汤就是一首兼顾身心的良方，患者服完后，除了能迅速改善消化道症状，情绪亦能明显变稳定。很多经方都有调神作用，大柴胡汤是针对实热体质，若体质没那么"火"，我则选用四逆散合用越鞠丸。四逆散亦是出自《伤寒论》，主要功效是疏肝理气解郁；越鞠丸则是出自元代著名医家朱丹溪的《丹溪心法》，其理气解郁、宽中除满的功效甚佳。两方合用，在治疗胃肠功能紊乱方面亦非常完满。

当我在接受患者真挚的感谢时，心想：真正该感谢的应该是医圣张仲景以及历代医家前辈们啊！

令人无法小觑的半夏厚朴汤

中医人都知晓半夏厚朴汤，它出自《金匮要略》，是主治梅核气的专方。梅核气是什么？宋代官修《太平惠民和剂局方》论述详细："治喜、怒、悲、思、忧、恐、惊之气，结成痰涎，状如破絮，或如梅核，在咽喉之间，咯不出，咽不下，此七气之所为也。"《三因极一病证方论》又将本方称为"四七汤"或"七气汤"，用于降逆化痰、行气解郁。全国名中医黄煌教授则强调，此方具有抗焦虑、抗抑郁、镇静、催眠、促进胃肠蠕动、抑制喉反射等作用。

显然，此方主证要点有二：①以咽喉部疾患为靶点。②症状与情志密切相关。

但是，刚从西医转中医时，我用此方治疗咽喉疾患，疗效却平平无奇。为什么？经过长期思考与摸索，我发现，运用"方－病－人"的经方思维，结合西医学对疾病的精准认识，才可以更好地发挥此方的功效。

（1）病位需延伸拓展。半夏厚朴汤方证抓手不仅是咽喉异物感，还可将其上下延伸，内容如下。①咽喉异物感：咽痛、咽痒、咽干燥、咽中有黏痰、咽中有鱼骨梗阻感、恶心等。②口腔异物感：口腔黏腻、异味、干燥、舌体胖大、麻木、舌痛、舌烫、舌苔厚腻等。③鼻腔异物感：鼻塞、鼻痒、鼻涕倒流、经常擤鼻涕及清鼻、鼻腔异味、空鼻症等。④胃肠不适感：腹胀、嗳气频繁、腹泻、食欲时好时坏等，多与情绪变化相关。⑤生殖器不适感：阳痿、早泄、性欲亢进、抱怨生殖器短小、担忧生殖功能障碍；女性多有阴部不适感，或抱怨有异味等。⑥胸部不适感：胸闷、心悸、喜叹气、气喘等。⑦头部不适感：眩晕、头皮麻木、重压、疼痛、肿胀感等。

总之，其方证特点是以自我感觉异常为特征，部位涵盖"口－舌－咽－胸－腹"，其人精神、神经类症状易表现为忧虑或抑郁；易患疾病谱则主要表现在上述部位的不适及自主神经功能紊乱症。

（2）临床运用半夏厚朴汤易取得佳效的患者以半夏体质类型为主，这类人群的特点主要表现为：①形体中等，营养较好，毛发浓密，肤色滋润或油腻。②表情丰富，眨眼频繁，常眉头紧皱。③言语滔滔不绝，表述细腻、怪异、夸张，主诉零乱重复（求诊时常会拿出一张纸，写得满满当当、密密麻麻）。④多疑多虑：不断地询问为什么，常常怀疑医生的诊断或用药，大多有较长的求诊史；大多数有精神刺激、情感波动、烦劳过度等诱因。⑤舌红苔黏：舌质无明显异常或舌尖有红点，或边见齿痕，舌苔多黏腻满布，有的舌面可见两条由细小唾沫堆积而成的白线（半夏体质的标志性客观体征鉴别点：半夏线）。

符合上述特质的人群，得了以咽喉异物感、胸闷、腹胀为表现特征的感觉障碍性疾病，且常与精神心理、神经、消化、循环等系统的疾病交叉互见者，运用半夏厚朴汤方后疗效非常好。

需特别提醒的是，此类疾患易反复、情绪易波动，必须配合心理疏导。故《金匮要略》在此方服法中强调分温四服，昼三夜一服，以加强疗效。黄煌教授则创新性地主张此方宜吃吃停停，不定期小剂量服用，加强配合心理疏导，体现了一种更优化的治疗模式。

每当我对半夏厚朴汤的运用有新的理解时，都会倍感欣喜。不仅仅是因为我的进步，更是因为有益于中医传承。黄煌老师说得好：传承是当代中医师除治病救人外最紧迫的事！什么样的传承才有意义？那就是解读古方与治病救人紧密结合、相互促进：尽可能深入领悟古方精髓，不断拓展运用于今病的治疗。

这也是今天我要讲的一个重要话题。

接下来先看 2 个案例。

【案例一】中风后吞咽功能障碍调治案

患者是位 86 岁的老先生，体型消瘦，神情僵硬呆滞、营养状态偏差。

2020 年 10 月，因打麻将时出现言语不清 1 小时而入急诊，发现右侧基底节脑出血伴多发腔隙性脑梗死于神经内科住院诊治。既往高血压、慢性阻塞性肺疾病、呼吸衰竭、肾功能不全史，住院后经治 20 天好转出院。但仍有口齿不清，且口水不停地流，吞咽不利，时咳喘、呛咳；舌苔较厚腻。

我给予了较大剂量的半夏厚朴汤原方，大效。半个月后，患者吞咽功能明显恢复，口水不流、呛咳变少、咳痰变少。后改为柴胡加龙骨牡蛎汤调治脑功能。

【案例二】脑膜瘤术后后遗症调治案

患者是位 38 岁的女职员。

因左面部疼痛不适而求诊神经外科，确诊为左侧岩斜区脑膜瘤，于 2021 年 5 月 1 日行乙状窦后入路显微镜下经枕脑病损切除术。病理：血管瘤型脑膜瘤

（WHO Ⅰ级）。术后左侧面部疼痛减轻，但感麻木，声音嘶哑厉害，咽中痰多，口水很多，吞咽困难，左脸漏水、漏饭，吃饭很慢，气急，略咳，大便2~3天一行，故而求诊于我。这是个典型的半夏体质，温胆汤人，舌苔厚腻。

我选用温胆汤合半夏厚朴汤（半夏厚朴汤剂量偏大）。服药后患者感觉越来越舒适，特别是吞咽功能明显改善，声音嘶哑减轻，能接听电话，伸舌偏左减轻，双侧鼻唇沟较前对称等。调治半年后停药，之后恢复工作。

♥ **心悟**

这两个案例带给我很大的震撼，之后我查阅了很多相关报道，证实了半夏厚朴汤可以改善吞咽功能障碍。特别是：①对多发性脑梗死、脑出血等脑血管障碍患者吞咽反射功能减弱或低下，易并发吸入性肺炎者。此方对吸入性肺炎有预防效果，可增强吞咽神经的反射能力、改善吞咽功能，且对血压、肾功能无影响，安全可靠。②对睡眠呼吸暂停综合征（SAS）患者，服用半夏厚朴汤一段时间后，咽部异物感消失，打鼾、白天嗜睡自觉改善；多导睡眠图（PSG）显示呼吸暂停低通气指数从中度变为轻度。治疗此病不需要一定是半夏体质，关键是存在半夏厚朴汤方证。

神奇的半夏厚朴汤一直安静地躺在那儿，等待着我们去发掘它的"才华"。

最后强调一下：孕妇慎用、肾病慎用、虚证慎用！

验证苏子降气汤的神奇

今天，那个气喘吁吁的老先生又来复诊了。

去年，这位86岁的老先生就是在买菜时听人谈论我而来求诊的。犹记得其候诊时不停发出气急、气喘的声音，让人感到病情危重。果然，其主诉也正是咳喘：近几年咳嗽、咳痰、气急伴气喘，日渐加重。

望闻问切：其痰色白稠，且咳痰很不爽，咽部不舒服，不间断使用吸氧机1年余。30年前因肺部良性肿瘤而行肺部部分切除术，既往高血压病史，规则服药；耳聋，故讲话声音较大；大便调，小便不畅，眠可，夜能平卧。查其血压152/90mmHg，脉率93次/分；舌质暗，苔薄白腻，脉弦；双下肢无水肿。

处方：苏子降气汤加芦根，14剂；并嘱监测血压。

第二诊：咳、喘明显减轻，咳痰较前易咳出，痰白、稠，纳佳，大便1~2次，略稀。血压 155/90mmHg，脉率降为 85 次 / 分。

处方：取原方加白芥子 5g，14 剂。且让患者多食萝卜。

第三诊：咳、痰、喘明显减轻，咳痰变爽，已停用吸氧机 5 天，血压 120/78mmHg，脉率 73 次 / 分。老先生很开心，说他看了一辈子病，我开的中药最管用！

处方：第二诊方 14 剂巩固，每剂药可服 1 天半至 2 天。医嘱仍予小剂量吸氧。后续随访 3 个月，病情稳定。

此案以及之后很多类似的医案，让我深深体会到了苏子降气汤的神奇。

苏子降气汤出自宋代官修《太平惠民和剂局方》卷三，临床应用以胸膈满闷、痰多稀白、苔白滑或白腻，兼见肾阳不足为抓手，其病机为"上盛下虚"。

"上盛"是指痰涎上壅于肺，使肺气不得宣畅，而见胸膈满闷、喘咳痰多。

"下虚"是指肾阳虚衰于下，可表现为：①腰疼脚弱。②肾不纳气、呼多吸少、喘逆短气。③水不化气而致水泛为痰、外溢为肿等。

此方证虽属上盛下虚，但又以上盛为主。故治以降气平喘、祛痰止咳为重，兼顾下元。

现代中医大家岳美中先生之《岳美中全集》记载：苏子为主药，其主要作用有三，除寒温中、降逆定喘、消痰润肠。苏子得前胡能降气祛痰，祛风散积；得厚朴、半夏、生姜能内疏痰饮，外解风寒；得当归能止咳和血，润肠通便；得肉桂能温中散寒；加沉香纳气入肾，同肉桂配伍，治上盛下虚更为有力。此方有行有补，有润有燥，治上不遗下，标本兼顾，为豁痰降气、平喘理嗽、利胸快膈、通秘和中、纳气归元之方剂。

方剂学泰斗陈潮祖先生把苏子降气汤、小青龙汤、射干麻黄汤、厚朴麻黄汤、三子养亲汤 5 方共归为温肺降逆（温肺涤饮、降逆平喘）类方剂。他强调苏子降气汤展示了另一种配伍形式：虽仍属治疗寒痰之方，但应有胸膈满闷、气滞较甚等情况，所以增配了调畅气机的前胡、厚朴而成为津气并重之方；且此方所治均为痼疾，久病必有瘀血阻络，故配伍当归活血，尤具卓识。

本案又合入了三子养亲汤（苏子、白芥子、莱菔子），此方纯从降气消痰着手，为痰多者宜。莱菔子就是萝卜的干燥种子，同样具有止咳化痰、消食除胀、行气之功效。需要提醒的是，三子养亲汤有养亲之名，却无养亲之实，破气力强，不宜久服。

现代中医学家刘渡舟老先生亦非常推崇此方，认为此方有上宣肺气、下温肾阳、正邪兼顾的特点。他抓住"上盛下虚"的病机特点，临床将之广泛运用于慢性阻塞性肺疾病（COPD）、肺心病、胸痹疼痛、顽固性梅核气及便秘等疾病，疗效卓著。

正如刘渡舟老先生所言，我们后辈在不断验证苏子降气汤的神奇功效，特别是在呼吸系统方面，无论是肺部结节手术后（良性肿瘤或肺癌），还是慢性支气管炎、慢性阻塞性肺疾病、肺心病等，都有着特异性疗效，这也正体现了中医的传承。

神奇的甘草泻心汤

【案例一】狐惑病案

某患者，女，28岁，销售员。身高163cm，体重41kg。2017年11月10日初诊。

患者因乏力、纳差1周而求诊，我却被其左脸颊一枚大溃疡惊讶到了，我问："如此溃疡，你如何进餐？"得知她还频发口腔溃疡，且曾有小肠溃疡病史。细探缘由，患者已婚育，时常出差，工作有些辛劳，常感疲乏，浑身酸痛，胃纳很差，不易出汗，二便尚调，月经量少，经期乏力更甚，周期尚准，喜欢睡觉。

查体：舌质淡嫩，苔净，脉细，唇周少量痤疮。

第一诊时我给予两个方剂交替服用，温经汤、甘草泻心汤加升麻，10剂。

连续两诊用此方案，余症皆可，唯口腔溃疡仍未痊愈。于是停用意在加强体质的温经汤，只用利于黏膜修复的甘草泻心汤加升麻。四诊时患者开心不已，说口腔溃疡长好了，体重增长至45kg。效不更方，剂量略减以巩固。

医嘱：因为既往有小肠溃疡病史，远期疗效还需观察。

果然，患者2018年8月1日再次求诊：近期因剑突下及右下腹疼痛1周，于7月28日入住某中医院，住院后禁食，经输液处理症状无改善，乏力，小便尚调，夜寐欠佳。近日流质饮食，7月28日至8月1日无大便。平素大便偏稀，日行1次。去年至今未发作口腔溃疡。查体：舌淡，苔净，脉细。

已行检查均无异常，但未做肠镜检查。因高度怀疑肠道的溃疡复发，我建议她完善胃肠镜检查。

处方：甘草泻心汤加升麻、制大黄，10剂。

2018年8月6日复诊：服药后大便每日1次，剑突下及右下腹疼痛好转，腰酸，纳可，夜寐仍一般。2018年8月3日胃肠镜检查示：回盲瓣溃疡。

处方：守上方加佛手，12剂，每日1剂。

具体处方如下：姜半夏12g，黄连3g，黄芩10g，党参20g，甘草9g，升麻8g，制大黄3g，佛手6g，干姜8g，大枣20g。

2018年9月10日复诊：近1个月以来无腹痛，大便日行1次，口腔溃疡未发作，体力明显改善，无腰酸，夜寐好转，气色好转，经色变亮。体重：45kg。患者想要二胎，我说再等等。

守上方略调，20剂，5~2服法（即服药5天、停药2天，后同）。用生姜红糖汤冲服。

2018年11月16日复诊：上腹饱胀数日，大便无泄泻，无口疮，月经正常。舌淡红，苔净。

处方：取上方去制大黄加煨广木香，20剂，5~2服法。另嘱勿食豆类、糯米类、油炸类等不易消化之食物。服完可停药观察。

2020年春天，患者婆婆因病来求诊时告诉我，儿媳已生育二胎了。

这个完整的案例，向我们展示了甘草泻心汤对口腔、上消化道、下消化道黏膜神奇的修复能力。

甘草泻心汤是半夏泻心汤重用甘草衍化而来。其剂量配比很重要：甘草用量要大，9~15g；黄连、黄芩剂量不可大；干姜必不可少，10g左右；党参用量宜大，20g左右。甘草作为本方主药，现代药理研究证明，它具有肾上腺皮质激素样作用，可以稳定生物膜，减少炎症物质释放，并可以缓解黏膜刺激，保护黏膜，修复黏膜溃疡。在调治胃肠道黏膜时，可加佛手、煨广木香以助理气和胃止痛；佐小剂量升麻，以助解毒；加小剂量制大黄，加强解毒活血止痛之力。

第一诊、第二诊、第四诊所摄照片见彩插1。

♡心悟

甘草泻心汤在《金匮要略》中是一张治疗"狐惑病"的专方。

所谓"狐惑病"，类似于西医学的白塞综合征。这是一种以口腔、外生殖器等部位的黏膜溃疡为主要特征的疾病。历代医家已经反复验证了甘草泻心汤作为"黏膜修复剂"的卓越疗效，而且对全身黏膜皆有效，包括口腔、咽喉、胃肠、前后阴以及眼结膜、呼吸道黏膜等。现代经方大师胡希恕先生、岳美中先生、黄煌先生等前辈多有精彩验案可参。我折服于甘草泻心汤的疗效已多年，并常常回味其神韵。

【案例二】手足口病案

患儿，男，体型偏瘦。其母因反复扁桃体炎在我处调理，故也带其儿子前来就诊。

患儿被同学传染，发热2天，体温38℃，无明显畏寒，略有咳嗽，精神萎靡，胃纳一般，大便偏干，咽部略有充血。舌质偏红，苔略腻。

处方：小柴胡汤合保和丸，5剂。

服至第3天，患儿又至我处，诉体温已正常，略有咳嗽，但足底及口唇周围陆续出现小水疱，略痒、伴痛，精神尚可，舌质变红。

处方：在剩余的3剂药中加入石膏、玄参。

3天后，患儿哭着又至，诉水疱此起彼伏，渗出较多，略痒小痛，并觉下颌部肿胀不适，无法见同学了（如彩插2所示）。

见下颌淋巴结明显肿大，令其急查血常规及血沉，基本正常。告知患儿及家属勿担心，病灶已在收口中。

处方：甘草泻心汤加石膏、苦参、升麻，5剂，每日1剂。

彩插2最后一张图（图c）就是治疗后的效果，其母过来让我开复学证明。

♡**心悟**

（1）小柴胡汤合保和丸治疗一般病毒感染也许可以，但治疗手足口病显然不够，必须改方为甘草泻心汤加味。这也提示医师诊病时一定要全神贯注，疾病不断变化，方证也在改变，方证相应体现的是动态变化与平衡，而不是刻舟求剑。

（2）以前我用甘草泻心汤多倾向于口腔黏膜病等黏膜病变，广州名中医黄仕沛先生的经验让我意识到，此方在小儿手足口病、疱疹性咽峡炎、水痘、湿疹等皮肤病方面的疗效亦是迅猛无比，此案即为明证。彩插3所示病例也是我的患者，初始状态如斯，服用甘草泻心汤之后，均在一定的时间内（一般2~3周左右）完全恢复正常。

（3）加味药的运用值得关注。如渗出、瘙痒，可加少量苦参燥湿解毒；加升麻可加强解毒；加较大量生石膏以清郁热解毒；如皮肤潮红、脱屑多，则可加较大量的生地黄等滋阴生津。

（4）另外，此案也表达了中医治疗病毒性疾病的独特思路：不针对消杀病毒，而重在顾护、提升机体的正气，使之有能量与病毒战斗。如同大禹治水，机体需要疏通而绝不是盲堵。因此，中医最忌盲目"镇压"病毒，而只需遵循古训"观其脉证，知犯何逆，随证治之"，以不变应万变。

神奇的桂苓甘露饮

【案例一】皮肤病案

患者，男，39岁，江苏人。2019年3月1日初诊。

体貌：中年男性，面部油腻，头发脱顶，中等偏胖。身高166cm，体重71.1kg。

病史：1周前，患者全身皮肤特别是腰背部出现红斑，伴瘙痒，至当地中医院皮肤科就诊，确诊为玫瑰糠疹。给予口服抗组胺药，疗效不明显。同时，双下肢皮肤患色素性紫癜性皮肤病已半年，经常使用外用药（具体不详），疗效差。近日稍咳，纳可，怕热贪凉。平素易口干，喜冷饮，晨起口苦口腻，动则头汗出，大便黏腻，外出饮食则易腹泻，小便偏黄，睡眠梦多。患者还于2014年、2016年痛风各发作1次。舌质红，苔厚腻，脉弦数。皮损情况见彩插4。

处方：荆防桂苓甘露饮合麻杏石甘汤、栀子柏皮汤加薏苡仁，15剂。

第二诊：症状明显改善，患处开始大量脱屑，瘙痒减轻。而且双下肢皮肤的色素性紫癜性皮肤病也得到改善，患者非常开心。皮损情况见彩插5。

处方：继续守第一诊方10剂治疗。

第三诊：患者家属代诊，皮肤症状改善，照片显示舌苔也明显变干净了。

第四诊皮损情况见彩插6。

此案治疗七诊后停药，随访至今（5年）未再发病。

❤️**心悟**

（1）金元四大家之一的刘河间先生的《黄帝素问宣明论方》之桂苓甘露饮，由五苓散加生石膏、滑石、寒水石、甘草而成，主治暑天多汗、头痛烦渴、小便涩者。本方清暑利湿功效较强，多用于暑湿俱盛，病情较重者。其方证抓手很简单：发热，汗多，烦渴喜饮，小便不利。

（2）本案为什么不单用五苓散，而选用了桂苓甘露饮？

五苓散调整水液代谢，一般不会有明显的寒热偏性；桂苓甘露饮在五苓散的基础上加入了石膏、滑石、寒水石等寒性利湿之品，适合治疗湿热之证。

患者是一位中年男性，面部油腻、头发脱顶、怕热贪凉、易口干喜冷饮，晨起口苦口腻；动则头汗出、大便黏腻易泻、尿黄，以及舌脉均显示出其体内有严重的湿热，是典型的桂苓甘露饮方证；痛风史也说明其代谢有问题，显然与体内的湿热戚戚相关。加用荆芥、防风，则加强了祛风止痒的效果。

（3）皮肤病为什么要用麻黄剂？本案为什么合用麻杏石甘汤？

请牢记：当常规中药治疗皮肤病无效时，可以考虑加用麻黄或运用麻黄剂。

众所周知，麻黄是传统的发汗、平喘、利水消肿药，特别是发汗作用，无出其右。《素问·阴阳应象大论篇》说："其有邪者，渍形以为汗。其在皮者，汗而发之。"换言之：发汗就是开门散邪——发泄郁热，透散邪毒。皮肤病尤其需要注重汗法。因此，很多皮肤病只用清热解毒法是远远不够的。

临床上，麻杏石甘汤的适用病症非常广泛，主要有：①以发热咳喘为表现的呼吸道疾病，如流行性感冒、支气管炎、哮喘及各种肺炎等。②以过敏或炎症为表现的头面五官疾病，如花粉症、过敏性鼻炎、鼻窦炎、中耳炎、舌炎、扁桃体炎、霰粒肿、结膜炎、角膜炎、角膜溃疡、泪囊炎等。③以瘙痒遇热加重为表现的皮肤病，如异位性皮炎、银屑病、接触性皮炎、荨麻疹、玫瑰糠疹等。前文已述，本案患者一派湿热内蕴之象，且其两种皮肤病都颜色深红且剧烈瘙痒、遇热加重，正是麻杏石甘汤证。

（4）为什么要合用栀子柏皮汤？

合用栀子柏皮汤的目的有两个：一是加强清利湿热的功效，二是减少炎性分泌物。"伤寒身黄发热，栀子柏皮汤主之"（《伤寒论》）。"身黄发热"四字提示，该方可用于治疗感染性疾病，表现为体表色黄或伴黄色病理产物。

【案例二】眼病案

患者，男，江苏人，27岁发病。

2006年发现青光眼睫状体炎综合征（简称青睫综合征），反复发作，视力在缓慢下降。发作时眼部疼痛不适，伴头痛、乏力。以往每次发作必去短期静脉用药，并运用激素眼药水。平素纳佳，大便易黏，小便易黄。舌质偏红，苔黄腻，脉数。30岁后发福较甚，有脂肪肝、高脂血症、尿酸轻度偏高。其母也是我的老患者，有干燥综合征、高血压、糖尿病。

2012年春天至我处首诊，我给予的处方：发作时用桂苓甘露饮，不发作时用薏仁五苓散。特别嘱咐：忌食冰冷之物、海鲜，控水、控盐、控糖、控压力，并加强运动。

治疗效果：每服用桂苓甘露饮3~5剂后，发作程度即减轻，发作时已不用静脉用药，只需短期应用眼药水即可，且发作频率下降；患者还发现，若感觉眼睛略微不适则马上服用中药，可以终止发作。他为这个发现而兴奋不已。而且，除了病情得到控制之外，其体重及各项指标均接近正常。

从2016年开始，发作时依然用桂苓甘露饮，平日的调理方改为薏仁五苓散合柴胡桂枝干姜汤。调理方的使用方法：每逢节气服用1~2剂，每年黄梅季节至夏日则连续服用一段时间。至今，患者仍在按照这个规则服药，发作频率及程度均改善。中药治疗前，每年的黄梅季都是患者感觉最不舒服的时节，而今，患者感觉很不错！而且患者每年的体检指标以及体重都较为稳定，用患者的话说：这个调理方真是管用呢，口感也不苦。

附：青睫综合征

青睫综合征是前部葡萄膜炎伴青光眼的一种特殊形式，主要见于20~50岁的青壮年。根据临床和实验研究证明，本病是由于房水生成增多和房水流畅系数降低所致。

♡心悟

（1）用桂苓甘露饮治疗眼疾的思路，来源于全国名中医黄煌教授的宝贵经验。他曾强调：饮食过度鲜美肥甘常导致体内水湿热毒积聚，眼疾也往往是水湿热毒作祟！五苓散是利水良方，再加上石膏、滑石清热，有利于此类患者体质的调整，整体状况改善了，局部病变也就会得到控制。

同理，本文的青睫综合征，也是一种眼疾，且与房水生成增多和房水流畅系数降低休戚相关。结合患者的整体症状：发福较甚、纳佳、大便易黏、小便易黄，以及脂肪肝、高脂血症、尿酸轻度偏高等病史，再有舌质偏红、苔黄腻、脉数等表现，湿热内盛的体质跃然纸上。方证相应，运用桂苓甘露饮必定有效！

（2）后来选择薏仁五苓散合方柴桂干姜汤作为平素的调理方，是考虑到青睫综合征可能与自身免疫、内分泌相关，而且患者母亲的干燥综合征、高血压、糖尿病病史，更支持了这个选择。

（3）本案的精妙之处在于，在疾病的发作期与缓解期选择不同的治疗方案，均取得了不错的疗效。细究之下，两种方案都是以五苓散为底方，这是对体用方，再次体现了体质辨证的重要性；柴胡桂枝干姜汤则是未病先防，针对患者存在的自身免疫性疾患的潜在风险。关于此方在治疗自身免疫性疾患方面的优势，将在后续文章中详谈。

总之，紧抓"方－病－人"三角，辨别体质、找准方证，方证相应，就可以达到临证的较高境界，更好地帮助患者减轻痛楚。

神秘的地黄饮子

患者是一位老干部病房 90 多岁的离休干部，身患阻塞性肺气肿、结肠癌术后、高血压（1 级、高危）、2 型糖尿病、痴呆等多种疾病，脏器严重衰竭，病情危重。是神秘的地黄饮子力挽狂澜，使之转危为安。

10 余年前，患者因乙状结肠癌行手术治疗。术后 10 余年间，大便难解，日行 10 余次，且因痔疮经常便血，服用酚酞片、乳果糖口服液等通便药及各种保健品均不见效，肠镜检查显示大肠黑变病。

3 年前，又因肺部感染导致发热不退、呼吸衰竭，进入 ICU 抢救治疗。出 ICU 后，整体状况衰竭，西医认为该患者基础疾病多，并伴有进行性痴呆，生活不能自理，精神萎靡，病情复杂，随时有生命危险。

于是，患者家属抱着试试看的心态要求服用中药。

根据患者的情况，我选用了古方地黄饮子为主，长期调理，守方 3 年余，病情一直稳定。未再发生心脏、呼吸衰竭，无肺部感染，无压疮，大便畅通、每日 1 次，保留胃管通畅，生命体征平稳。患者家属及住院部医护都很满意。

❤心悟

（1）地黄饮子出自金元四大家之一刘完素先生的名作《黄帝素问宣明论方》。刘完素先生，字守真，人称刘河间，享年 90 岁。他有两个重要的学术思想：一是"火热论"，另一个是"运气学说"。地黄饮子的主治功能：滋肾阴，补肾阳，开窍化痰。主治：下元虚衰，痰浊上泛之喑痱证。中医所论之喑痱是以舌强不能言、足废不能用为主要表现的一系列疾病。通常，神经系统疾患最易有此种表现，比如脊髓痨、脊髓炎、脑动脉硬化、小脑萎缩、运动神经元病、中风后遗症等病。

（2）著名中医大家赵锡武先生对地黄饮子有精辟独到的见解。他在古今诸医家经验的基础上，不断实践，摸索出以逐血痹、补肾为原则的治喑痱大法。地黄饮子正是由肾气丸变通化裁而成，他用地黄饮子为主方治疗中风喑痱，取得了令人瞩目的疗效，并指出此方最适用于治疗西医学的脑血管意外以及颜面神经麻痹等多种神经系统疾患。

对于地黄饮子的用量，赵锡武先生的认识更是有独到之处。比如，先生认为此方必用生地黄而不用熟地黄。生地黄为地黄饮子的主药，功在逐血痹，大量的生地黄可通逐脑及四肢之血痹。因此，他将生地黄用量增至每剂40~50g，而桂、附仅用6g，巴戟天仅用12g，以体现刘河间以滋肾阴为主的创方初衷。

（3）地黄饮子由15味药组成。理解其组方思路，重点有三：①肉桂、附子、巴戟天、肉苁蓉、山茱萸、五味子、生地黄、石斛、麦冬，此9味是为下虚而设，以阴阳双补、温补下元为主。②远志祛少阳三焦之痰，石菖蒲化少阳三焦之浊，茯苓利少阳三焦之湿，此3味为上实而设，以化痰开窍。③痰浊阻窍反用麦冬、石斛，看似令人费解，清代张秉成先生在《成方便读》中给出了合理的解释："真阳下虚，必有浮阳上僭，故以石斛、麦冬清之。"

（4）我在临床中发现，适合用此方的患者舌苔并不是单纯的偏阴虚为主的少苔或剥苔，也不是偏阳虚为主的淡胖大舌，更多的是舌苔中后部偏厚腻，咽中有痰不易咳出，脉象上往往偏沉弱为主。若是热证、实证则禁用。临床上遇到这样的患者，我们就可以选择地黄饮子来阴阳双补，补阳之中寓补阴之法，补虚之中寓开窍化痰之法，标本兼治。但需要耐心守方，方可见效。近30年来，我用此方为主治疗阿尔茨海默病、抑郁状态、顽固便秘、短暂性脑缺血发作、特发性震颤等皆取得了不错的疗效。因所治皆为复杂之证，可以考虑制成丸药服之。

泽漆汤的呼唤

【案例一】咳喘治愈案

患者，女，49岁，江苏人。因剧烈咳嗽伴气喘半个月而求诊。

体貌：个矮偏胖，眼大，双眼皮。肤色偏黑。

病史：半个月前不慎受凉后出现感冒发热，后经静脉用药及口服抗生素治疗热退，但仍剧烈咳嗽伴气喘、胸闷、咽痒，咳白痰、不易咳出，多讲话或激动则咳嗽加重，且稍咳则漏尿，夜间更为加重。既往有类似病史。全胸片显示支气管炎；肺功能检测（－）。舌质红，苔腻，扁桃体略肿大。

前两诊均处方小柴胡汤加生石膏合温胆汤，服药后有效，但咳嗽伴气喘仍剧烈，且漏尿甚、乏力，舌脉同前。

于是我改方为泽漆汤加防风7剂。

1周后复诊：患者咳嗽、气喘明显好转，漏尿大减，乏力减轻，夜眠好转，且颜面肤色变亮。

效不更方，再予原方10剂巩固。

很久之后在路上碰到患者的女儿，她说：母亲药后咳嗽即已痊愈，身体状态一直不错。

♡ 心悟

（1）泽漆汤是以泽漆为君药。泽漆又叫猫眼儿草、五朵云、奶奶草、烂肠草，为大戟科植物，有毒，全草入药。《神农本草经》述其主治"大腹水气，四肢面目浮肿"，其功效为行水消肿、化痰止咳、解毒杀虫。此药对淋巴系统有很高的选择性，民间常用来治疗淋巴结结核。现代药理研究证实，泽漆的有效成分为泽漆苷及金丝桃苷，临床观察发现其镇咳作用显著。

（2）泽漆汤出自《金匮要略》，书中载"脉沉者，泽漆汤主之"。此方是小柴胡汤之变方，由小柴胡汤去柴胡、大枣，加泽漆、桂枝、紫参、白前组成，共9味药。

原方使用"泽漆三斤"，用量非常大，消痰利水之力较强。故在临证中用量宜大。

（3）虽然泽漆有毒，但充分煎煮后无毒，故泽漆汤的煎煮法比较特殊。一次加足水量，煎煮1~2小时，然后频饮。

（4）泽漆汤主治之病机要点是"少阳郁热、水气不利"，其方证抓手如下。

①体貌：颜面肤色偏青、偏黄暗，伴眼袋较深或颜面浮肿；柴胡、半夏、桂枝体质均可见，柴胡体质更多见。

②分泌物如痰涕常较黏稠，且发黄或黄白相间。

③"脉沉"而咳，顽固咳嗽，咳嗽迁延日久或时发时止；时间常发生在凌晨或起床后（脉证不符不必拘于脉），且服用抗生素疗效差。

④眼结膜常充血、咽部充血、扁桃体多有肿大，颌下或颈后淋巴结可扪及肿大。

⑤舌质偏红，舌面常见小红点，苔白腻或黄腻，一般较厚。

⑥双肺听诊常呈阳性：呼吸音不清或较低，常可闻及湿啰音。

⑦胸部 CT 或胸片可见大量胸水或胸腹水。

以上诸条贴合度越多则疗效越佳。

（5）本方临床常见加味：胸满，加杏仁、厚朴等；水肿甚，加葶苈子、桑白皮、车前草等；过敏甚，可加荆芥、防风；扁桃体肿大甚，可合升降散。

临床上，泽漆汤在治疗咳喘方面一般作为二线用方，若方证相应度高则可毫不犹豫地选择泽漆汤；而在肺部结节或肺部肿瘤的治疗上则可作为一线用方。

【案例二】Ⅳ期肺癌案

患者，女，73 岁，退休教师。体型偏胖，唇暗，面部潮红，有眼袋，双眼睑附近发红、发黑，有红黑斑样色素沉着。

2016 年 10 月 10 日初诊：主诉为胸闷伴咳嗽、气急 3 个月余。

患者 3 个月前因胸闷伴咳嗽、气急而行支气管镜及病理切片等检查，确诊为肺腺癌、肺癌晚期广泛肺、脑、骨转移。未予手术、放化疗，仅口服分子靶向药物（具体不详），治疗 3 个月仍胸闷、咽痒、咳嗽。胸腔 B 超显示：左侧胸水最大深度 6cm。刻下症见：时感乏力，胃纳一般，二便调，夜寐可；舌质红，苔腻白，脉细。

处方：泽漆汤，泽漆使用 30g。7 剂，水煎服，每日 1 剂，频饮。

2016 年 11 月 1 日第二诊：胸闷、气急好转，乏力好转，眼周色素消退。

处方：守方，增泽漆为 50g，加麦冬 15g，天冬 15g，10 剂，每剂服用 2 天。

2016 年 11 月 15 日第三诊：患者胸闷、气急明显好转，仍咳，干咳为主。11 月 11 日胸腔 B 超显示：左侧胸腔肋膈角见液性暗区，最大深度为 1.5cm。

处方：效不更方，令其继服第二诊方。

2016 年 12 月 20 日第四诊：患者咳嗽反复，咽痒有白痰，咳剧胸闷、气急，乏力好转。舌质红，无齿印，舌苔黄腻，脉弦。12 月 20 日胸腔 B 超显示：左侧胸腔肋膈角见液性暗区，最大深度为 0.9cm。

处方：继续守方，泽漆增量为 60g，二冬（天冬、麦冬）分别增量为 30g。10 剂，每剂服用 2 天。

守方至 2017 年 1 月，胸水消失后即停药。

1 年后病情反复，至当地部队医院诊治，发现胸水又增至 6cm。主管医生欲抽胸水，患者拒绝，自行服用第四诊处方，服后胸水减少到 2cm。

【案例三】气管原发肿瘤案

患者，女，江苏人。

8年前确诊为气管腺样囊性癌晚期，数次于支气管镜下行局部手术。3年前复发并广泛转移，之后一直行化疗。

我的治疗策略：

（1）不化疗时服用泽漆汤。

（2）化疗时服用薯蓣丸。

患者服药时自我感觉不错，但于2年后去世。

♡心悟

（1）案例二是个Ⅳ期肺癌患者，她可以存活数年，与口服分子靶向药物或免疫治疗等西医措施休戚相关。同时，中药治疗对改善症状、提高生存质量也起到了不可忽视的作用。此案患者在口服了较大剂量的泽漆汤后，胸水明显消退，伴随的胸闷、气急、咳嗽等症状也得以缓解。再次验证了：①泽漆行水消肿、化痰止咳的疗效确切。②泽漆对淋巴系统有很高的选择性，可以在胸、腹水的治疗中大显身手。③恰当的中西医结合治疗能尽可能延长癌症晚期患者的生存期，减轻疾病带来的痛苦，有效提高生存质量。

（2）案例三比较特殊。气管原发肿瘤极少，一般以恶性多见，且早期诊断有困难，常被误诊为慢性支气管炎或支气管哮喘。对于这种疾病，西医学主张首选局部根治性手术切除。然而气管腺样囊性癌的浸润范围难定，手术难以彻底切除病灶，术后局部复发较多，远期疗效差。中医治疗也面对同样问题，在我近30年的临床中，仅碰到不足10例的气管腺样囊性癌患者，远期疗效都不如人意。但用泽漆汤来缓解剧烈咳喘，疗效是确切的。

（3）对于肺癌或气管腺样囊性癌以及淋巴瘤等恶性疾病，治疗上可将泽漆汤作为一线用方。若是体检发现较大的磨玻璃肺结节，也可使用泽漆汤。此时，我们一般运用泽漆量宜大，最大可至100g，不用担心其毒性，充分煎煮后无毒。正确的煎煮方法：一次加足水量，煎煮1~2小时，频饮。另外，原方中的紫参很重要，根据历代文献考证，可以选择拳参或紫菀。案例二加了天冬与麦冬，主要用于滋阴润肺，现代研究表明，两者都具有抗炎、抗血栓、抗肿瘤等药理作用。

竹皮大丸的感慨

【案例一】《洄溪医案》产后风热案

我对竹皮大丸的兴趣，源于清代徐大椿先生《洄溪医案》中的一个著名案例。

书中记载：西濠陆炳若夫人，产后感风热，瘀血未尽，医者执产后属虚寒之说，用干姜、熟地治之，且云必无生理。汗出而身热如炭，唇燥舌紫，仍用前药。余是日偶步田间看菜花，近炳若之居，趋迎求诊。余曰：生产血枯火炽，又兼风热，复加以刚燥滋腻之品，益火塞窍，以此死者，我见甚多，非石膏则阳明之盛火不解。遵仲景法，用竹皮、石膏等药。余归而他医至，笑且非之，谓自古无产后用石膏之理。盖生平未见仲景方也。其母素信余，立主服之，一剂而苏。明日炳若复求诊，余曰：更服一剂，病已去矣。无庸易方，如言而愈。医者群以为怪，不知此乃古人定法，惟服姜、桂则必死。

《续名医类案》的编著者魏之琇先生感叹道："近时专科及庸手，遇产后，一以燥热温补为事，杀人如麻！"此沉痛教训，发人深省。故应客观看待"胎前宜凉，产后宜温"之说。

这个场景感十足的案例给予了我很多宝贵的信息。其中，最大的收获就是帮助我深刻理解了竹皮大丸这个方。

【案例二】产后郁热案

患者，29 岁，江苏人，家中独女。

2019 年 9 月在忙母亲至上海行肺癌手术相关事宜，且逢儿子断奶期，感疲惫乏力，夜间易醒，醒后难以入睡，身热怕热，出汗多，夜间盗汗，胃纳一般，咽部有火热感，偶有舌头不适感，牙齿浮感。大便略软，小便调。黑眼圈较甚。舌淡红，质软，整体剥苔，脉细。

处方：竹皮大丸。

三诊后患者诸症均大减，黑眼圈变淡，乏力改善，气色好转。

♡ 心悟

竹皮大丸作为一张用药极简、搭配奇特的经方，为何可以在产后病中大放异彩？

此方出自《金匮要略》，书中载："妇人乳中虚，烦乱呕逆，安中益气，竹皮大丸主之。"药仅六味：生竹茹、石膏（各二分），桂枝、白薇（各一分），甘草（七分），再以枣肉和为丸。

本方特色之一：寒热并用。竹茹、石膏甘寒清热，降逆止呕；白薇苦咸性寒，既清实热，又清虚热（此处用以清产后虚热，如实热重者宜加倍）；又用桂枝、甘草辛甘化阳，平冲降逆；用大枣补中益气。

本方特色之二：用量精妙。以甘草七分，配其余众药六分，甘草量独重，又以枣肉为丸。虽说"中虚不可用石膏，烦乱不可用桂枝"，但有了大量甘草、大枣的甘缓调和，则寒热各药相安无事，各行其职。足见其在寒热虚实之间立方之精微，思虑之周全。正因如此，服用过此方的患者无一不赞其口感，甘甜开胃，让人心情愉快，不像服用其他苦涩的中药那样让人惧怕。其实，甘味不仅只是好喝，还可以安中益气，有助于改善呕逆症状。因此，服用本方后，食欲差、恶心、呕吐、嗳气等消化道症状会显著改善，心烦、乏力、失眠、出汗等精神状态也会明显减轻。

女性生产后或哺乳期，机体气血处于相对虚弱的状态，运用竹皮大丸来安中益气、清除内热，疗效是确切的。所以，这是我们经常运用的治疗产后郁热方。需要注意的是，此方运用的时间不宜太长，在患者的整体状态改善后要及时调整用方。

【案例三】糖尿病伴震波碎石后调理案

患者，男，71岁，江苏人，退休工人。身高177cm，体重67kg，又高又瘦，肤色偏白。2019年9月23日初诊。

主诉：震波碎石后纳差、乏力1周。

前些日子因"肾结石伴肾绞痛发作"而行震波碎石2次，之后出现胃纳差、乏力、脚酸、口干，无恶心、呕吐。小便偏黄，大便成形，日行2次。精神疲惫，睡眠一般，平素易腿抽筋，夜间不安腿时作。糖尿病病史5年，规则服用降糖药，血糖控制一般；无高血压病史。舌质红，苔少，脉细数。

处方：

（1）竹皮大丸，5剂。

（2）四味健步汤（赤芍、丹参、石斛、怀牛膝），7剂。

2019年10月14日第二诊：胃纳好转，口干减轻，腿抽筋及夜腿不安现象减轻，仍乏力、腰酸，大便略稀。近期尿常规：白细胞（+）。

处方：

（1）守竹皮大丸，7剂。

（2）守四味健步汤，合二至丸加滑石、车前草，10剂。

2019年11月4日第三诊：胃纳正常，乏力、脚酸明显改善，无腿抽筋，口干减轻，时有咳嗽。空腹血糖：6.9mmol/L。

处方：守第二诊方，怀牛膝加量。建议戒烟，嘱服完可停药观察。

患者于2021年又至我处求诊，主诉纳差、乏力，血糖控制可。运用竹皮大丸10剂取效，四味健步汤善后。

【案例四】老年纳差、眠差调理案

某老太，85岁，江苏人。肤白、脸红、唇红，中等身材。住在敬老院。2019年9月5日由女儿代诊。

女儿诉母亲近1个月来纳差，头汗出甚，头昏，二便调，腿冷，情绪差；睡眠差，曾服8粒安眠药仍无效。有冠心病、血小板减少性紫癜、左股骨头坏死、顽固失眠等病史。

查体：舌红，少苔。血压107/65mmHg，心率73次/分。

处方：竹皮大丸，10剂。

此患者共经四诊（均由女儿代诊），第二诊时胃纳便明显好转，头昏、出汗明显减轻，睡眠好转。

♡心悟

（1）案例二是个两次震波碎石术后的老年糖尿病患者。临床发现，震波碎石会不同程度地影响机体的整体状态，比如本案患者表现出的纳差、脚酸、乏力等症状（当然与患者的糖尿病病史也相关）。

选择竹皮大丸是为了安中益气，改善患者胃纳差的问题，"人以食为天"，开胃对体型瘦弱者至关重要。结合患者容易腿抽筋、夜间不安腿时作，以及精神不佳，舌质红、苔少、脉细数等症状，另选择了四味健步汤。这是黄煌教授的经验方，主要用于保护血管、改善血供，特别是下肢周围血管疾病以及血栓性疾病，由糖尿病所致者尤为合适。在第二诊方中加用滑石、车前草，主要考虑患者为肾结石震波术后，且尿常规中有白细胞。

患者2021年再次因纳差、乏力求诊，运用竹皮大丸后胃纳迅速改善，患者笑着说："竹皮大丸这个便宜的方子是我的'开胃菜'。"

（2）案例三是个敬老院的耄耋老太，基础病较多，如冠心病、血小板减少性紫癜、左股骨头坏死、顽固失眠等。近1个月又因纳差、眠差等诸多不适，严重影响生活。其女儿是位中医爱好者，想为老人减轻痛苦，故抱着试试看的心态，带着老人的照片来诊。首诊照片中，老人脸绷得紧紧的，服用过竹皮大丸之后，第二诊照片中便开怀大笑了，小小竹皮大丸何以如此神奇？答案是方证相应而已。患者主诉纳差，见头汗多，伴头昏、腿冷、眠差、情绪差，以及肤白、脸红、唇红、舌红少苔等症状，综合起来便明确指向了竹皮大丸。此方不仅是"开胃菜"，其精神调治作用同样令人瞠目。原文中的"烦乱"一词，正提示了此项功效。我在临床上大量的案例，也不断证实着其强大的精神调治作用。

（3）我总结了适合竹皮大丸的人群特征如下。

①常见病因：产后、术后或年老体衰多病者，包括某些晚期癌症患者，体型偏瘦，男女均可。

②消化道症状为主症：食欲不振、恶心、呕吐、嗳气或泛酸。

③全身症状：心烦不安、失眠多梦、神疲乏力，往往可伴低热。

④舌脉：舌质偏红，苔少，脉细数无力。

⑤临床可以拓展治疗更年期综合征、抑郁症、神经衰弱，以及男科病（阳痿、早泄、强中、不育等）、自身免疫性疾病等病症见本方证者。

（4）临床常见合方与加味如下。

①仲景云："有热者倍白薇，烦喘者加柏实一分"。

②呕吐重者，加姜半夏。

③伴干咳少痰者，可加浙贝母、桑白皮、麦冬、石斛等。

④眠差者、便干者、虚汗盗汗者，可分别合用酸枣仁汤、百合地黄汤、甘麦大枣汤等。

乌梅丸的笑容

【案例一】蛔虫痛积案

我对乌梅丸的重视，源于近代岭南伤寒"四大金刚"之一黎庇留先生的精彩医案。

这则医案是这样的：戊子年夏月，医泸蓬洲君之戚，小孩也，患下利两月余，胃气弱甚，肌肉消削，诸药莫能止其利。延予诊，见其久利，渴不欲饮食。乃拟四逆汤吞乌梅丸，服后下一次大泡，如小碗大，利乃止，胃渐开。此泡即蛔虫疳积之实质也，柯氏所谓胃中湿热所结成者此也。可知乌梅丸一方，为治疳积之无上上之神方也。雷丸、使君子等，害人物耳。

乌梅丸出自张仲景《伤寒杂病论》，原文为"蛔厥者，乌梅丸主之，又主久利"。上述黎庇留医案及历代无数医家早已证实，乌梅丸是一张治疗蛔厥及久利的专方。

可是，现代社会还有多少寄生虫病？小儿疳积、下利是否要将此方奉为首选？蛔虫、疳积之外，还有乌梅丸的用武之地吗？

【案例二】小儿面颊白斑案

患儿，男，12 岁，2019 年 12 月 6 日来诊。

主诉左脸颊白斑伴腹痛 1 个月余。精神状态一般，注意力有些不集中，平素喜清嗓子。我以乌梅丸原方改汤加半夏施治，嘱加蜂蜜调服。

1 个月后复诊：药后面部白斑明显变淡、部分已消失，腹痛消失，清嗓子次数减少，心情变愉快，气色好转，成绩上升，大便正常，夜寐可。

第二诊、第三诊各继服前方 10 剂，服完停药观察。

♡ 心悟

（1）儿科疾病有很多运用乌梅丸的机会，关键是找到符合乌梅丸的方证抓手。比如易阵发性腹痛；易下利；夜间磨牙、夜间肛门瘙痒、夜间哭闹；胃纳一般，或喜食石头、指甲等异物；往往可见颜面小团状白斑、巩膜蓝斑、口腔黏膜白点或指甲白点等。患儿服用乌梅丸之后，这些症状与体征均会消失。

（2）乌梅丸方由乌梅、黄连、黄柏、党参、当归、细辛、肉桂、制附子、干姜、川椒 10 味药组成。我们可以按原方比例做成蜜丸，但更多时候我会改丸为汤煎服，服时可冲服两汤匙蜂蜜（符合原方之方义，且口感变佳）。

此方的味道很复杂，酸、辛、苦、甘皆有。柯韵伯先生在《伤寒来苏集》中分析此方"寒热并用，五味兼收""蛔得酸则静，得辛则伏，得苦则下"，又"调其寒热，扶其正气"，故"杀虫之方，无出其右者"。

国医大师薛伯寿先生也表达了同样的观点：仲景乌梅丸为苦辛酸苦合用，寒热并调，气血兼顾，扶正祛邪，调肝和脾之剂。蛔虫得酸则安伏，苦辛酸苦合用为治虫之法，且治脏寒。

（3）作为厥阴病之主方，乌梅丸能驱阴寒、清郁热、降相火、开阳郁、通经络、止闭痛、回厥逆。故除了蛔痛、蛔厥之证外，凡心胸、胁下、膈下、少腹、会阴等部，四肢宗筋汇聚之处以及头颅颠顶等处（此皆肝经所过之处）；因外感或内伤而成阴寒痼结、阳郁不通、阴阳不接、气血痹阻，而致慢性疑难痼疾，甚则癥瘕、积聚、瘤瘤者，不论内、外、妇、儿、男，不论有无痛、厥、寒、热、烦、渴、吐、呕、蛔等系列症状并见，皆可以乌梅丸治之，临床运用非常广泛！

【案例三】遗精案

我们继续欣赏黎庇留先生的一则遗精治愈案（《黎庇留经方医案》）。

陈村李某之子，因余诊其姊之蛊证，而来诊。年二十余，赣如儿童，瘦骨柴立。

余问其有何病苦？答曰："我漏！"

余曰："何处谓漏？"

伊指下部曰："此处漏。"

余曰："是遗精乎？起于何时？"

曰："数月矣。"

曰："每月遗几次？"

曰："四十余次。"

余曰："无怪形容枯槁，有如是也！"

惟是双目红筋缠绕，舌焦唇红，喉痛。上颚烂，口烂，一派虚火上炎之象。

余订以乌梅丸料。育之曰："此方时医见之，必不选成。"

后果有知其事者，谓此剂作汤成，适乃父归，闻而取药泻诸地。彼李某者，盖训蒙而混充医生者也。

次日，其姊复邀诊，李某子复与焉。

余曰："不服我药，何再诊为？"

伊始告曰："昨日之不服乌梅剂者，因已服羚羊、犀角、芩、连之大凉药也。先生断我证为虚火，宜乎愈食凉药而愈漏也。恳先生有以救我。"

余以前方加减，连服二十余剂。

上部之虚火，以渐而降；全身之精血，以渐而生。

凡一切锁精补气补血之品，从未犯过笔端；然累月遗精之孱弱，竟收效于兼旬之内。

吁，此用乌梅丸之变化也。且此方乍视之，似与遗精无涉，而不知其窍妙，在于直穷肝肾之源！

乌梅丸不是古代治疗蛔厥的专方吗？为何在此案中却成了治疗遗精的"上上神方"？

首先，我们可以把"遗精""带下"理解为广义的"下利"或"下寒"。

其次，乌梅丸寒热并用，不仅安蛔止痛，更有调和肝胃、分解寒热之功。与厥阴病提纲证相符，故应当将乌梅丸定位为治疗厥阴病之主方，而不仅仅视作是"驱虫之剂"（厥阴病是对寒热错杂、虚实互见、气血失调等疑难证候的综合概括）。

【案例四】更年期综合征调治案

患者，女，55岁，江苏人。体型中等偏胖（155cm/55kg），肤色偏黑。2011年6月1日初诊。

主诉：寒热往来、下利4年余，加重伴胸闷、气急4个月。

患者4年前停经，开始出现寒热往来、烘热汗出、头昏乏力、心烦；上腹部时有不适感、易泛酸，大便日行1~2次，不成形。被诊为更年期综合征，反复求治中西医，乏效。年初因受寒出现咳嗽、胸闷、气急，又被诊为喘息性支气管炎，经住院治疗，咳嗽好转，但遗留胸闷、气急。刻下时咳、痰少色白、胸闷气急、寒热往来、烘热汗出、乏力、眼皮涩重。大便偏稀，日行1~3次，上腹部时有嘈杂饥饿感，并伴有泛酸。纳可，小便调，睡眠一般。

处方：小青龙汤加味。

2011年6月27日第二诊：服上方14剂，胸闷气急明显改善，无咳嗽，仍寒热往来、烘热汗出、乏力、眼皮涩重。大便偏稀，日行1~3次，上腹部时有嘈杂感伴泛酸。舌质紫，苔薄白。

处方：改乌梅丸原方，7剂，水煎服。

2011年8月21日第三诊：胸闷消失，略有气急，乏力减轻，寒热往来消失，大便日行1次，成形。上腹不适感减轻，无泛酸。肤色变亮，舌质转红。守上方14剂，水煎服，一剂服用2天。

2011年10月15日第四诊：诸症缓解，精神状态好。

处方：守上方7剂，每周服用2~3剂。

♥心悟

（1）该患者表里兼有、上热下寒、虚实夹杂。本着先表后里的原则，首诊予小青龙汤加味先治喘息性支气管炎，接着予乌梅丸改汤治疗其较复杂的更年期综合征，并在取效后减量巩固。此类患者往往病情复杂，辗转求医，用过中西药无数，痛苦万分，而我却用乌梅丸轻松搞定，不得不感慨乌梅丸的神奇。

（2）我把本方的用方抓手总结为：上热下寒，以寒为主。

上热，可表现为颜面暗红、头昏重痛、眩晕、口渴、顽固口腔溃疡、失眠等。

下寒，可表现为双下肢怕冷或四肢厥冷、腹痛、痛经、久利、遗精、带下等。

中则常有腹痛、腹胀，或反流嘈杂、恶心呕吐。

所以，任应秋先生的老师刘有余先生认为：凡阳衰于下，火盛于上，气逆于中诸证，均可随证施用乌梅丸。

（3）乌梅丸的使用要点如下。

改汤运用一般无须加减，只要关注原方的药物剂量及有序调整各组比例即可。

乌梅既为君药，故基础量选为20~30g，据病情酌加剂量可至60g左右。考虑患者身心敏感，其余药物均为常规剂量或剂量可偏小。

（4）文题《乌梅丸的笑容》，意在强调乌梅丸卓越的精神调治作用。所治更年期综合征患者，往往随着一系列复杂疑难躯体症状的消失，心情、精神也会有翻天覆地的变化。更让人惊讶的是，患者的气色也会有明显改观。这也体现了从阴出阳的巨大改变。

【案例五】腹泻调治案

患者，女，51岁，江苏人。肤色黄暗、少光泽，155cm/55kg。2020年9月18日初诊。

主诉：腹泻4个月余。今年5月份开始，进食蔬菜、荤菜均腹泻，不敢吃菜；时常肠鸣音亢进，便前无腹痛；嗳气，矢气觉舒，伴乏力，小便调，睡眠可。停经已1年，偶烘热汗出。从5月份至今，体重减少5kg。2011年曾有类似病史，持续半年，后检查出泥沙型胆结石，已行胆囊切除术。舌质红，苔略腻干燥。甘油三酯2.7mmol/L，胆固醇5.45mmol/L。

处方：乌梅丸加木香、薏苡仁。7剂，每日1剂，嘱加一点蜂蜜冲入服用。

此后至2020年11月2日共四诊，皆用上方。

第四诊时：腹泻明显改善，可以吃菜了，乏力减轻，精神状态及气色转佳，上腹时有饱胀感，体重增至 56.1kg。

继续予一诊方 12 剂巩固，并嘱服用完后停药观察。

此案随访半年，患者体重稳定，无腹泻。

♥心悟

1. 乌梅丸治疗下利的使用指征

《伤寒论》338 条：蛔厥者，乌梅丸主之，又主久利。

是的，在中医师心中，乌梅丸治疗"下利"是神一般的存在。

那么，何种下利，我们必须要用乌梅丸呢？或者说，乌梅丸的方证抓手及适用人群为何？

（1）方证抓手

痛、呕、烦、厥、利。

①痛：剧烈腹痛。可突然发作，甚至昏厥不省人事；在间歇期又可宛若常人。

②呕：或干呕，或恶心，或胃食管反流。

③烦：指明了乌梅丸的精神心理状态。

④厥：可以四肢厥冷，也可突然昏厥甚或抽搐。清末常熟名医余听鸿先生就擅长用乌梅丸治疗各种厥逆，特别是突然发作的昏厥。

⑤利：久利。

综上所述，乌梅丸方证的消化道症状比例很高。比如"呕""利"；有"烦"，可知其治疗精神、神经症状效佳，特别是伴有消化道症状者；有"厥"，说明其可治疗疑难杂症等大病，也提示厥阴病难治。

（2）适用人群

①体貌：体型偏瘦，脸色多黄中带青，或青黄中浮红，手足冰冷。舌质偏红，苔不定，脉弦硬、重按缺乏底力。

②精神状态：焦虑、抑郁、顽固失眠；常思虑繁杂，眼神飘忽不定或空洞执着。

③消化道症状：呕吐、嗳气、反流、腹痛、腹泻，腹痛时腹部或有包块隆起攻冲。

④发病特点：时发时止，或半夜或凌晨发病者居多；发病症状重而体征轻。

2. 乌梅丸之寒热错杂病机

乌梅丸是《伤寒论》厥阴病篇的重要方剂，所主治的厥阴病、蛔厥、久利等病情通常是寒热、虚实混乱错杂的。乌梅丸的药物组成也很特殊：寒热相伍、攻补兼施，融苦、辛、酸、甘四味一体。四川陈潮祖先生认为，乌梅丸的配伍形式是治疗自身功能衰弱（有反复手术史，特别是胆道手术或更年期综合征等）而又感受外邪的理想结构，开辟了寒热共用与补泻同施的先河。

3. 乌梅丸治疗久利的要点

再次强调：乌梅丸证的久利，有"人"（体质倾向）和"病"这两个方面的特点。

久利容易发生在什么样的人身上？其多见于体型偏瘦、营养状况欠佳之人。这种人肤色偏暗黄，常伴有烦躁、焦虑或失眠等精神神经类症状，且主诉繁多，周身不适。以中老年女性较为多见，在切诊时常可发现其手足冰凉而脉来偏弦。

乌梅丸证的久利又有什么特点？其下利多为痛泻，且病程较久；同时常伴有上消化道的症状，如反酸、嘈杂、胃痛，或兼见嗳气、腹胀。有一部分人的腹泻与反酸等症状可在夜半或凌晨发作。

因此，若见到老年之久利患者，伴有痛泻、久泻、厥冷、心烦这些症状时，首先就要想到使用乌梅丸，再作进一步鉴别。通常要与八味解郁汤、黄连汤、大柴胡汤、附子理中汤等方证作鉴别。

4. 乌梅丸的其他适应证

乌梅丸证的患者通常主诉繁多，提示乌梅丸治疗的病症极其广泛。凡是那些病程久远且伴有下利的慢性疑难病症，例如胃炎、失眠、头痛、神经症、更年期综合征、前列腺炎综合征等，常有乌梅丸方证出现的可能。

体弱多病，炙甘草汤显神威

根据国际标准，我国即将迈入深度老龄化社会。对于多病缠身的老年人，最为关注的是如何提升生存质量、维持生命尊严。下面，我们就从一个医案说起，看看中医药是如何发挥作用的。

患者是一位老先生，苏南人，退休教师，不舒服的时候就会来找我调治。

2018年3月的一天，80岁的他又出现在我的诊室。老先生高挑清瘦（175cm/50kg），面容憔悴，满脸皱纹，表情痛苦。他说自己近3个月来一直胸闷、气短、干咳、易饿，希望我能为他解除痛苦。

详细问诊后得知：这3个月来，老先生常常胸闷、心慌，感觉"气不够"，还有气滞不通感；时常干咳，咽部不适，痰少色白；喜欢叹气，身体疲乏；时常上腹不适，容易饥饿，夜间需要进食3~4次；睡眠一直较差，梦多，脑子乱想停不下来，因为晚上多次进食而使失眠进一步加重；全身皮肤干燥，小便尚调，大便干结，1~2天一行。

老先生还有许多西医检查确诊的疾病：胃体多发性溃疡，陈旧性肺结核，右上肺毁损，频发房早。血常规：白细胞为 3.93×10^9/L（白细胞减少，意味着免疫力低下，或者病毒感染）。

我们来归纳一下：老先生主要有消化道问题（胃溃疡而致易饥、大便干结）、心血管问题（频发早搏而致心慌、胸闷、气短）、呼吸道问题（肺毁损以及肺功能下降等问题，而致干咳气短、屏气胸闷等症状）、精神问题（喜叹气、梦多、眠差、脑子停不下来），等等。

这么多疾病缠身的老人，如果采取西医学手段来处理，每一类问题需要口服1~2种药，那么要服用8种左右的药，这对本就上腹不适的老人而言，很难承受。他也确实尝试过，苦于胃部无法接受这么多药，所以决定还是采用中医药治疗。

我的处方是炙甘草汤加味，并嘱患者小剂量持续吸氧改善供氧。经过三诊的治疗，患者胸闷、气短、干咳伴易饿的症状均明显好转，体重也增加到53kg。六诊后停药观察，并建议重要节气（如春分、夏至、秋分、冬至）可服药1~2剂。

炙甘草汤是张仲景《伤寒论》中的一首只有9味药的名方，它是古代的止血、强心、强壮剂和急症用方，是经典的滋阴方。具有抗心律失常、改善缺氧、改善贫血等作用。适用于以身体羸瘦、皮肤干枯、贫血、脉结代、心动悸为特征的疾病和虚弱体质的调理。老先生正是典型的炙甘草汤体质。

是的，我依然是着眼于体质用方。中医治病注重整体观念与辨证论治，特别是当患者多病缠身的时候，从体质入手就显得尤为重要。人的整体状态提升了，自身免疫力也随之提升，很多病痛就会减轻，甚至痊愈。经方的优势也正是在于此！

案例最后，我建议重要节气（如春分、夏至、秋分、冬至）可服药1~2剂，这是中医治未病理念的体现，也是中医整体观的体现。中医学认为，人体自身、人与自然、人与社会都是紧密联系的整体。人是自然的一部分，重要节气常常是寒、热、燥、湿等外在环境剧烈变化的节点，会对人体造成影响，尤其是对年老体弱者，影响更为明显。因此，节气用药是老年人养生保健常用的手段。

我总是在节气前后见到老先生，比如前几天处暑，已经86岁的老先生由其女儿带着来配药，精神矍铄，没有明显不适，他乐呵呵地说："我又来加油了！"

令人赞叹的五积散

众所周知，作为解表温里的代表方剂五积散，与之相对的是解表攻里的防风通圣散。这两个大方在临床上都大有作为，它们的疗效令人刮目相看，特别是五积散，令人赞叹。回顾临床，特精选出医案二则如下，与大家一起分享。

【案例一】月经不调案

单某，女，25岁，未婚。体型矮胖，身高151cm，体重60kg，头发黑密，肤色白嫩，且颜面肤色常透桃红色。

其因月经不调伴头昏、乏力多年来求诊。该患者月经常3~4月一行，无规律，色黑，量少，有血块，有痛经，或较甚。经常脸红，时常下巴冒出痤疮，脸红后即头昏。易疲乏，劳累后或运动后更甚。咽部不适，有梗阻感，晨起有白痰，上腹部时有隐痛，胃纳可。大便日行3~4次，质软，有不尽感。双下肢无水肿，腿毛较长。舌淡红，质嫩，舌体胖大，脉细。

治疗经过如下。

第一诊：五积散7剂，嘱加强营养。

第二诊：诉脸红明显消退，痤疮消失，头昏、乏力改善，大便日行1~2次，咽中痰变少，梗阻感减轻，继予五积散守方7剂。

第三诊：诉月经至，痛经大减，量变多，经色变鲜，经期维持6天，继予五积散守方7剂。

第四诊：药后体重减轻3.5kg，体质明显改善，嘱加强运动，以适度出汗为宜。并嘱1个月只需复诊1次，直至连续3次月经正常即可。

【案例二】银屑病案

葛某，男，45岁，已婚已育。发现银屑病（牛皮癣）20年余，每年冬天发作甚，困扰不已。性格豪迈外向，自诉为了疾病治疗已花费不少，但收效甚微。中等身材，身胖体壮，面部肤色偏黑，有眼袋和黑眼圈，给人感觉有一张脏兮兮的脸，上面还有此起彼伏的痤疮，头发浓密。喜清嗓子，咳吐白痰，偶夹黄痰，头发及脸上油多，胃纳佳，喜饮酒。小便不多，大便日行3~4次，时不成形，无腹痛，双下肢无水肿。舌质偏暗，苔薄白腻，舌体偏大，咽部充血。

治疗经过：五积散 21 剂，嘱戒酒，少饮水，勿受寒。复诊时欣喜不已，称皮肤感觉明显好转，体重下降 4kg，脸上皮肤变干净、变亮，眼袋变小，痤疮消失，咽中痰变少，大便日行 1~2 次，成形度有改善。因为患者初诊时是秋天，我建议冬天勿停服，春天减量，夏天停服，至第二年秋天看情况再定。嘱加强运动，以适度出汗为宜。

♡ 心悟

（1）五积散的方名与其所主的寒、湿、痰、气、血有关，其中哪一个更重要呢？我认为寒湿是最关键的，是最基础的病理因素。五积散体质状态的基础是麻黄体质。

（2）案例一患者的颜面为何出现桃红及出现头昏？我认为是虚热上冲的桂枝证。五积散证常表现为上热下寒，而其本质是寒湿作祟。在临床中关于寒热虚实，尤其是寒热不好把握。要注意从整体去辨认、从体质来区分。否则，常陷在五积散方证与防风通圣散方证的鉴别中。

（3）处方用药加减和剂量方面，我做了一些观察，感觉运用原方较好，药味无需加减。麻黄用量 6~10g，干姜 6~10g，桔梗 6~10g，苍术量宜偏大 15~20g，或苍术、白术同用，一定要记得加生姜。

（4）减肥方面的疗效，这一点很值得研究。减肥效果很好，且不易反弹。当然，应用前提是五积散体质者。而且这个治疗过程中，无需刻意控制饮食。只需要加强锻炼，微微出汗，还有注意限水、避风寒、忌食生冷。

再论五苓散的应用

五苓散是治疗洞泄病的专方。所谓"洞泄"，就是我们常说的水泻，泻利无度，又空洞无物。水泻可见于夏秋季的胃肠型感冒、急性肠炎、流行性腹泻、消化不良等。经方大家曹颖甫先生就擅长用五苓散原方治疗洞泄，其学生称：此属司空见惯、不足为奇。

五苓散治疗其他类型的腹泻也非常有效，如化疗后腹泻、脂肪肝腹泻、抗生素腹泻、酒后腹泻、婴幼儿腹泻等。我治疗夏天水泻发热，汗多热不退，恶风，口渴而小便黄短，或有头痛，常用桂苓甘露饮（五苓散加生石膏、六一散、寒水石）取效；而化疗后腹泻，则常以五苓散配小柴胡汤。

那么，五苓散为何可治疗水泻呢？

因为它是一首调整机体水液代谢失衡的良方，是经典的通阳利水剂。

我曾多次提及，五苓散的方证抓手是"口渴"与"小便不利"，或然症为汗出、呕吐、悸动、癫眩、下利等。且或然症越多，用五苓散治疗就越有效。而这些抓手与或然症都与"水"休戚相关。

当然，不是所有的泄泻都可用五苓散治疗，如何鉴别？仲景先生《伤寒论》对下利（即泄泻）的辨证论治如下。

（1）脾虚兼寒热错杂心下痞的下利，用甘草泻心汤治疗。

（2）中焦脾阳虚寒的下利，用理中汤治之。

（3）下焦滑脱不固的下利，用赤石脂禹余粮汤治之。

（4）厥阴之寒热错杂、虚实夹杂的久痛利，用乌梅丸治之。

（5）非寒非热，非虚非实，用上述方法均不可治愈的水泻，用利小便的五苓散来治疗。

其实，五苓散的功效非常广泛，远不止于治疗泄泻。

我有很多运用五苓散的成功案例：治疗妊娠剧吐症、合用半夏厚朴汤治疗顽固胃胀、治疗渗出较多的带状疱疹、治疗青睫综合征等眼疾。

此外，我还经常用此方给大腹便便的中年男性减肥，我们称这类人为"水胖子"，往往伴有高脂血症、脂肪肝、高尿酸血症（时伴痛风发作）、血糖偏高、血压偏高等，是个不折不扣的"吃货"或是"大胃王"。其脸色偏暗却充满油腻，额头及双颧骨有黑褐斑却往往不自知，头油重伴脱发甚，眼睑略水肿，肚子大如孕妇，不爱运动，爱坐软沙发，动则易汗，口干喜饮，泄泻时作，然体重不瘦反胖。舌胖大，舌质嫩，边有齿痕，苔白厚腻或水滑苔。

为这类人治疗减肥，在服用五苓散原方的同时，还必须遵循以下原则。

（1）忌口（少荤，控水，忌海鲜、生冷食物等）。

（2）适度运动。

（3）3个月为一个疗程。

（4）用此法减重的同时，各项指标也常下降至正常（其在保肝、降脂、降尿酸等方面，疗效确切）。酌情加用薏苡仁、葛根、川芎、丹参、白芷等，还有美白的功效。

关于五苓散，还有几点说明。

（1）五苓散服用后要饮温开水，忌食生冷。根据张仲景"多饮暖水，汗出愈"的经验，服五苓散或汤后，应让患者多喝热开水，可能与热开水容易吸收，而且让全身出汗有关。患者反馈服用热开水后感到舒服，而冷开水则会导致腹泻或大便不成形，或越喝越渴。

（2）五苓散服用后可出现腹泻，可能与本方调动了机体的排毒祛湿能力有关。有患者服用五苓散后会耳内流水，也是同样的原理。

（3）五苓散可双向调节机体水液代谢平衡，既主"蓄水证"，又主"霍乱"脱水症。也就是说，它既可以利尿，也可以治疗小便频与腹泻。临床发现，五苓散对"蓄水证"患者有利尿作用，对健康者却无效。可见，其临床安全度高。

（4）吐水患者宜散剂，无上消化道症状者可用汤剂。

证治验案篇

月经不调伴痤疮调治案

这是位体型极为骨感的女生，江苏人，因初始治疗有误而记忆非常深刻。她在外地读大学，趁暑假来找我调治。

主诉为月经淋漓不尽。每月经行 2 次，纳可，非常瘦（34kg/160cm），大便偏干，满脸痘痘，口气重，舌苔腻，颜面肤色又黑又油还有痤疮。

我首诊选择了温经汤，却意料之外地乏效，我明白这是我的问题。

我被什么蒙住了双眼？瘦弱的体型与年龄吗？

温经汤可以广泛用于青春期功能失调性子宫出血（以下简称功血）的女性，为什么她会无效？重新审视患者，发现她其实是个"火体"，立即改用黄连阿胶汤合二至丸加生地黄。

处方：黄连 5g，黄芩 10g，阿胶 10g，白芍 20g，女贞子 15g，墨旱莲 30g，生地黄 30g，桑白皮 10g，鸡子黄 1 枚。

此方服用后立竿见影。淋漓不尽的阴道出血即停，肤色变亮，痤疮变少，舌苔变干净，体重也上升了一些。又一个暑假，她来复诊时我都快认不出她了，变漂亮了！

♡心悟

（1）这是一个痤疮挫手案。正因为曾有误判，反而能帮助我们更清晰地辨识方证。温经汤与黄连阿胶汤在调治月经病时鉴别点在哪里？为什么会用错？

温经汤重于温通。此方由三首经方加减组合而成：一是桂枝汤；二是吴茱萸汤去大枣；三是麦门冬汤去粳米，再加当归、阿胶、牡丹皮等养血活血化瘀之药。桂枝汤、吴茱萸汤皆以温通见长，麦门冬汤则清润制燥。因此，本方的辨证要点为虚、寒、瘀，病机上三者互为因果，用药则从温字着眼，温以通瘀。临床上不必拘于是否有寒象，但求没有明显热证便可用之。适宜人群多见于瘦弱、头发黄枯、舌质淡嫩的桂枝体质，其人犹如一朵干枯的玫瑰！

而黄连阿胶汤则是传统的滋阴清热泻火方。适用于以心烦，失眠，黏膜皮肤充血、干燥，脉数为表现特征的阴虚内热体质。其人以瘦、红、干、烦、数为特征：体型瘦弱；唇红、舌红、皮肤红，易溃疡，易出血、血色鲜红或深红；皮肤干、毛发干、阴道干涩，月经量少；心烦、失眠、焦虑、抑郁、头昏、燥热；心跳快，脉数。犹如一朵干红的玫瑰！

该例患者虽瘦，却不寒、不弱、不瘀，内火旺盛。月经先期、淋漓不尽，大便偏干，满脸痘痘，口气重，舌苔腻，颜面肤色黑。首诊选择温经汤属大错特错、南辕北辙。虽说这个案例发生在很多年前，现在想来依然让人面红耳赤。

（2）二至丸出自明代《医便》，由女贞子与墨旱莲组成，因分别在冬至与夏至时节采收为佳，故命名为"二至丸"。这是一首简约的补益肝肾、滋阴止血之方，清代汪昂先生在《医方集解》中说："此足少阴药也。女贞甘平……益肝补肾，旱莲甘寒，汁黑入肾补精，故能益下而荣上，强阴而黑发也。"临床见功血、尿血、便血、鼻衄等血证属肝肾阴虚者，常合方使用，安全有效。如经方大家黄煌教授的著名经验方"生血汤"（可养血止血，用于血液病的治疗）便合用了二至丸。

（3）生地黄"主折跌绝筋，伤中，逐血痹，填骨髓，长肌肉"（《神农本草经》）。黄煌教授的《张仲景50味药证》中强调了地黄的主治血证，阿胶配地黄治疗功血更是经方惯例。如内补当归建中汤条下有"若去血过多，崩伤内衄不止，加地黄六两、阿胶二两"，胶艾汤治"妇人有漏下者，有半产后因续下血都不绝者，有妊娠下血者"等。

（4）加味药桑白皮，性味甘寒，始载于《神农本草经》，归肺经或肺、脾经，具有泻肺平喘、利水消肿、活血祛瘀、清热祛风、生津等功效。本案中主要针对痤疮而用，如古方麻黄连翘赤小豆汤、奔豚汤中，均可采用桑白皮，我们可以联系起来一起学习记忆。

（5）鸡子黄，性味甘平，是黄连阿胶汤中必不可少的一味药，具有滋阴润燥、养血息风等功效。现代药理研究发现，鸡子黄有镇静作用。关于服法，有人担心生鸡蛋的沙门菌感染问题，故我们可在水煮沸之后再下蛋食之，即民间常食的"水潽鸡蛋"，每日1~2枚。美味且有效！但不可多食，如清代黄宫绣先生《本草求真》云"多食则滞"。

"火美人"的痤疮调治案

患者，女，江苏人。身材高挑偏瘦，肤色白皙，营养状态好，脸部油腻，头发浓密，双目狭长且有神，满脸痘痘、色红且大。

这位患者几年前（大一暑假）首次来诊，最大的烦恼是痤疮，其次是睡眠障碍，此二症皆始于高考结束后。来诊前一直服用心理门诊给予的小剂量镇静药。

我判断她为火柴胡体质，是"火美人"的痘痘。故选用荆芥连翘汤调理，并合用麻杏石甘汤来共治痤疮。服药数次后，脸上变得光洁，痤疮消退，镇静药也停服，病情稳定后便停服中药观察。

该患者结婚后生育一女，在孩子1岁左右时离婚，离婚后又出现满脸痤疮，于是又来找我调治。依旧用上方荆芥连翘汤合麻杏石甘汤，数次而愈。用她自己的话说，"医生，吃了你开的药，我心情愉快，脸上干净了，我得经常来吃点苦药，哈哈哈……"

♥ 心悟

（1）本案的第一大功臣首推荆芥连翘汤。案中所用的荆芥连翘汤，是日本森道伯（日本汉方一贯堂医学的创始人）在我国明代龚廷贤先生《万病回春》荆芥连翘汤（13味）的基础上加减（17味）而成。

药物组成：荆芥、连翘、甘草、薄荷、黄连、黄芩、黄柏、山栀子、生地黄、当归、川芎、赤芍、防风、枳壳（实）各1.5g，柴胡、桔梗、白芷各2g。

水煎服，每日3次，食后服。

相较《万病回春》中之原方，一贯堂的荆芥连翘汤主要增加了以清热泻火为主的黄连解毒汤（4味）。此方中包含了：四逆散，解郁理气；四物汤，养血和血；黄连解毒汤，清热泻火（四物汤合黄连解毒汤为温清饮）；桔梗汤，利咽；另有荆芥、连翘、防风、白芷、薄荷，散风透热。整张方子透热、泻火、散风，有抗菌、抗炎、抗病毒、解痉、免疫抑制等作用，多用于黏膜充血疾病以及头面部炎症疾病。

（2）本方以四逆散打底，以柴胡体质多见。胸胁部有抵抗感或压痛，伴腹肌较紧张；易烦躁、焦虑，或抑郁、失眠，或嗜睡、头痛头昏、入冬手足易冷、入夏手心热等。其包含黄连解毒汤，故属火性。这种体质的人，我们戏称为"火美人"或"火柴胡"，年龄段集中在中青年。其"火"可表现于身体的上下内外：形体中等或偏瘦，营养状态佳，发黑油亮，唇红饱满，咽部充血，舌红；其人淋巴结、扁桃体等腺体易出现肿大；其人易上火，易患痤疮、疱疹、口腔溃疡、牙龈出血、鼻衄等；怕热多汗，易皮肤瘙痒、晨僵等；其人多见妇科炎症，多见月经先期，量中等偏多，黏稠有血块，带下黄，易痛经，易有宫颈炎、宫颈糜烂、阴道炎等妇科炎症。

本案患者个高偏瘦，肤色白皙，营养状态佳，脸部油腻，头发浓密，满脸痘痘，痘痘色红且个大，是个妥妥的"火美人"。而其双目狭长且有神、睡眠障碍、离婚后又长痤疮（说明痤疮与情志密切相关）以原方治愈、患者自称服药后心情愉快等，均是辨别柴胡体质的眼目。

（3）为何合用麻杏石甘汤？若本案不用麻杏石甘汤依然会有效，但根据多年临床经验，合用此方会明显加速痤疮治愈。麻杏石甘汤的清透或清散作用，犹如开窗散热，对过敏或炎症表现明显的头面五官疾病，如花粉症、过敏性鼻炎、鼻窦炎、中耳炎、舌炎、扁桃体炎、霰粒肿、结膜炎、角膜炎、角膜溃疡、泪囊炎等均有佳效。望君临床多试，定有惊喜不断！

内有瘀血的痤疮调治案

患者，女，27岁，江苏人，未婚。156cm/49.7kg。2017年6月16日因痤疮来诊。

其人颜面潮红，零星痤疮，发黑，眉毛浓黑。

患者面部痤疮已9个月，在上海某医院经服中西药后逐渐消退，但自此颜面皮肤不能触碰化妆品，也不能食用虾蟹等食物，否则便会痤疮大发。

自生痤疮以来，月经量开始减少，经色变黑，经期腰酸，胃纳可，大便难解，3~4天一行，无腹痛，小便调，夜寐欠佳。

查体：舌红，苔薄腻。双下肢皮肤呈鱼鳞状（从小即如此），无水肿，腹部无压痛。

处方：桂枝茯苓丸加味，10剂。桂枝12g，肉桂3g，茯苓10g，桃仁10g，牡丹皮6g，赤芍10g，白芍20g，川芎6g，薄荷12g，生姜3g，大枣20g，防风6g。

第二诊时颜面红感明显减轻，痤疮稳定；略有痛经，腰酸减轻，月经量略变多、经色变亮；大便难解减轻，2~3天一行，夜寐一般。

守第一诊方，14剂。

第三诊时痤疮稳定，食鱼虾后颜面红感明显减轻，大便1~2天一行，变得畅快，心情愉快，夜寐正常。

处方：第一诊方加当归10g、地黄10g，赤芍10g改为20g，14剂。

2017年9月11日第四诊：痤疮不发，脸红明显减轻，且双下肢鱼鳞状皮肤有所改善。末次月经为8月9日，5天净，量较前增多。要求巩固疗效。

令其守第四诊方14剂，服完可停药。

♡心悟

（1）本案主方是桂枝茯苓丸。运用此方的抓手：脸证、腹证、腿证、精神证，且四证不必悉具，见一二证即可，其吻合度越高，临床疗效越好。

此案患者脸证：颜面潮红，零星痤疮，发黑，眉毛浓黑。前医治疗虽好转，但稍使用化妆品或食用海鲜则痤疮大发（显然未解决根本问题）。腿证：从小双下肢皮肤呈鱼鳞状，可理解为肌肤甲错。病史中亦有经色发黑、月经减少伴经期腰酸、大便难解（3~4天一行）以及夜寐欠佳等，均是内有瘀血的指征。而舌红、苔薄腻亦说明了患者体质属实。

桂枝茯苓丸的现代研究提示，其具有扩张微血管、改善微循环、调节性激素分泌、促进排卵等确切作用，是一张靠谱的活血化瘀方。不仅可以治疗妇科病，凡瘀血所致之病皆有运用机会，如心脑血管病、皮肤病、肾功能不全、男科疾病、肛肠病等。证同治同，只要方证相应即可。

（2）"颜面潮红"是临床常见症状，这是气上冲的表现，是用桂的指征。通常再加上少腹急结、肌肤甲错，就是桂枝茯苓丸的适用证。虽然本案并没有少腹急结、腹痛等经典腹证，但运用桂枝茯苓丸的依据已然充分。本案加用薄荷，取其疏散风热、清利头目之效；加用防风，取其祛风解表之效，以抗过敏；三诊时加用当归10g、地黄10g，即合用了养血名方四物汤，有助于调经、养颜润肤。

（3）临床治疗痤疮的方剂很多，而我较偏爱使用的是柴胡类方中的荆芥连翘汤、柴归汤、柴胡加龙骨牡蛎汤等；桂枝类方中的温经汤、桂枝茯苓丸、桂枝去芍药加麻黄附子细辛汤等；麻黄类方中的麻杏石甘汤、葛根汤合五苓散/桂枝茯苓丸/当归芍药散、五积散，以及其他方如奔豚汤、竹皮大丸、当归散等。

带状疱疹的中医药治疗

我行医近 30 年，见过太多被带状疱疹折磨的患者，令人心疼。

带状疱疹是一种影响神经和皮肤的感染性疾病，由水痘 – 带状疱疹病毒引起，具有一定的传染性，由于皮疹呈带状分布，故称为带状疱疹。一旦发病，不仅会给患者带来难以忍受的剧烈疼痛，局部破损后还可能并发细菌感染；如果治疗不及时或不恰当，还会遗留神经痛、焦虑、抑郁等后遗症。其中，发生在眼、耳、头部周围的带状疱疹更易引发面瘫、耳聋、脑膜炎等严重后果。

因此要特别提醒：一旦感染带状疱疹病毒，就应该高度重视，迅速采取中西结合治疗，把病毒对人体的伤害降到最低，减少带状疱疹的持续时间，防治带状疱疹的并发症，尽可能不遗留后遗症。

现今，使用阿昔洛韦等西药的抗病毒治疗已经非常成熟，须尽早服用。同时，中药的运用也不容忽视。

首先是外用药。除了常用的炉甘石洗剂，我强烈推荐合用季德胜蛇药片，根据带状疱疹严重程度取 6~18 片，碾碎成粉末，加入炉甘石洗剂中，用它外涂，可以迅速缓解水疱的疼、痒以及渗出。经临床反复验证，疗效甚佳。

当然，如果此时加上内服中药，疗效更佳。

接下来就借助一个医案，聊聊我最常使用的中药方——五苓散。

患者是一位 80 多岁的老太，我的中学语文老师。主诉是头有点不舒服，没有高血压病史，现场量了血压，也不高。我判断是神经痛。大家都知道，带状疱疹在发作之前容易被误诊或者漏诊，老太也被漏掉了。

大概是在病程的第 4 天，开始摸到耳后的水疱，这才确诊为带状疱疹。所以，临床上对疼痛的原因一定要仔细观察辨别，特别是对高龄老人。

水疱出来之后她给我打电话，我立刻给她用药。除常规口服阿昔洛韦片和甲钴胺片外，让她去买季德胜蛇药片，捣成粉，放在炉甘石洗剂里，经常用干净棉签外涂这些水疱。

同时，也给她开了内服中药。老太舌苔偏胖，舌中后部有点腻，这次生病后舌苔稍微有点干，但平时的舌苔较润。于是，我选择了五苓散加薏苡仁、连翘。其中薏苡仁用了 60g，因为大便不通畅，用了生白术。

就这样中西医结合、内外药同用，第2天病情就明显缓解，1周后疼痛与水疱就已基本消失，仅余瘙痒、乏力等轻微不适。

按照常规治疗，带状疱疹一般需要2周缓解，4周内痊愈。而此案由于采用了中西医结合治疗，10天内几乎痊愈，如此疗效令人惊叹！

诊治经过见彩插7。老太的带状疱疹又大又多，从项后延伸到颈部、前胸。图b水疱明显吸收；图c中水疱基本干瘪；图d基本痊愈。

五苓散出自《伤寒论》，由猪苓、茯苓、泽泻、白术、桂枝5味药组成。它是经典的通阳利水剂，可治疗体内的水液代谢紊乱，中医称之为"蓄水"证，有保肝、降脂、利尿等作用。五苓散方证的形成往往与过用抗生素、激素、保健品、化疗药以及酗酒、饮食太过肥美、过食味精等添加剂有关。五苓散是体腔积液的"清除剂"，小便通畅是起效的标志。

五苓散类方治疗皮肤病的抓手有两个方面：一是皮肤局部症状，二是全身症状。局部症状最明确，即皮肤渗出特别明显或者有水疱。我临床上治疗最多的是带状疱疹和单纯疱疹有水疱的，疗效非常好。如果皮肤局部没有水疱，但是体内湿热非常明显的，比如舌胖苔润、口渴，小便不利，同时伴有吐水、腹泻、多汗、眩晕等，也可以选用五苓散及其类方（包括五苓散、桂苓甘露饮、通阳散等）。

此方常用加味药为薏苡仁、荆芥、防风、地肤子、白鲜皮、升麻、连翘、黄柏、栀子等；常与栀子柏皮汤一同使用。

薏苡仁功效可参见《名中医方药传真》（黄煌教授与史欣德教授主编）。书中提到，本品味甘、淡，性微寒，可利水渗湿、健脾止泻、祛湿除痹、清热排脓。因此它的用药指征为：湿邪中阻症状；湿困关节肌肉；舌脉征象（舌质淡，舌体胖，或有齿痕，苔厚腻，脉弦滑）等。湖南籍皮科医生欧柏生教授则强调，皮肤有渗出或起赘生物为特别的抓手。需要注意的是，孕妇以及阴虚津少者不宜使用。

荆芥、防风、地肤子、白鲜皮都可加强祛风止痒之效。连翘、升麻可加强清热解毒之功。水疱颜色偏黄可以合用黄柏、栀子或者栀子柏皮汤，用来加强清利湿热的功效，以减少脓水。

总之，治疗带状疱疹，我用得最多的是五苓散加味；桂苓甘露饮（出自金代刘河间的《黄帝素问宣明论方》，即五苓散加生石膏、滑石、寒水石、甘草）次之，适合湿热较重的体质类型；再有就是通阳散，即五苓散合半夏厚朴汤，适合兼夹痰气交阻的水湿体质类型。

最后还要特别提醒：①治疗务必要因势利导。我接手过太多因过早使用激素、止痛药、神经阻滞剂等导致带状疱疹病程拉长、迁延反复的案例，给患者带来极大痛苦。因势利导，帮助身体驱逐、发透病邪，才是正道。这是我们处理各种病毒感染的一个非常重要的原则，特别是伴有水疱或皮疹。②饮食忌口。虽然西医认为无需忌口，但从中医角度而言，饮食宜清淡，忌食海鲜、生冷、油炸及公鸡、猪头肉、鹅等食物是必须的。当然，休息好、心情舒畅也不容忽视。

轻松治愈的神经性水肿

有位年轻妈妈，是个经方爱好者。她生育有一儿一女，儿女生病，她大多选择中医治疗，并准备了两个厚厚的笔记本记录孩子的身体状态及服用中药后的反应。

这次生病的是她5岁的女儿。

2020年6月28日，女孩突然发热，腋温37.5℃，其母给她服用午时茶好转；6月30日清晨起，发现双上眼睑、双手、双足背水肿伴皮肤发红，且肤温略高，对称分布，无明显痛、痒感，急至当地医院皮肤科求治，诊断为神经性水肿。女孩妈妈不想用西药，故到我门诊求治。女孩肤色白皙，脸颊红润，营养状态不错；平素胃口不错，大便偏干，小便调，夜寐可。其母补充说：因天气炎热，睡凉席已经1个多月。

实验室检查：血常规示白细胞 5.58×10^9/L（正常值为 $4.0 \sim 10.0 \times 10^9$/L），嗜酸性粒细胞百分比9.6%（正常值为0.5%~5%），中性粒细胞百分比50.5%（50.0%~75.0%）。血沉6mm/h（正常值为0~20mm/h）。尿常规（－）。

体格检查：舌质红，苔薄腻，脉平。双上眼睑、双手、双足背水肿伴皮肤发红，对称分布（见彩插8）；无口疮、水痘、疱疹等。

处方：越婢汤加味。荆芥10g，防风6g，生麻黄6g，生石膏30g，生甘草3g，干姜3g，陈皮6g，大枣20g。免煎颗粒，3剂，冲服。

数月后，女孩妈妈带儿子来求诊时告诉我，上次女儿的中药吃了2剂半后，皮肤的水肿、充血状态就消退了，并且强调：药味真的不难喝。

♡心悟

（1）女孩的水肿因何而发？可能与睡凉席有关。血常规示嗜酸性粒细胞百分比为9.6%（正常值为0.5%~5%）远超正常值，提示机体有突发的过敏状态。关于过敏的诱因，我们临床不仅要重视病从口入，也不可忽视外因。含有油漆味或异香的空间、接触物保养不当等，均有可能导致过敏。比如凉席就有可能存在螨虫寄生、霉变等风险，所以在盛夏，临床屡屡有"凉席皮炎病"的发生。

（2）本案选择《金匮要略》古方越婢汤为主方，药仅5味（生麻黄、生石膏、生甘草、生姜、大枣）。越婢汤具有透热利水的功效，是治疗"风水病"的专方。现代研究提示，其有抗过敏、利尿、减肥等作用，被广泛运用于以下病症。

①以上半身浮肿为主症的疾病。如急慢性肾小球肾炎、肾病综合征、肾炎综合征等肾病。

②以发热汗出、咳嗽、烦渴、脉浮为表现的疾病。如上呼吸道感染、急性支气管炎、病毒性肺炎、扁桃体炎、急性咽炎、鼻窦炎等呼吸道疾病。

③以腰、腿、膝关节疼痛为表现的疾病。如膝骨关节炎、坐骨神经痛、痛风等。

④以浮肿、渗出较多的湿疹、皮炎或过敏为表现的皮肤病。本案正是展示了越婢汤在治疗皮肤病方面的卓越疗效。适合使用此方的人，往往是肤色黄白的肥胖者，或浮肿有热的表实热患者，瘦弱之人或虚寒体质者切不可用。

（3）加用荆芥、防风是强化祛风解表、疏风散热的功效，协同越婢汤抗过敏，效果完美。舌红、苔薄腻、大便偏干，说明女孩体内有湿热积滞，加用陈皮则起到了理气燥湿、化痰消积的作用。

临床上，这样的案例不胜枚举，可以用效如桴鼓来形容，而这些宝贵的经验都是中华民族历代中医先贤们传承下来，又经过无数代医者不断验证，然后再传承下去的，我为有幸成为其中的一员而倍感自豪！

鳞状毛囊角化病与猪苓汤

患者是位正读高二的女生，个子不高，平胸，活泼可爱。

2年前因前胸、后背皮肤出现散在、少量、色灰黑的丘疹，略痒，至当地皮肤科就诊，诊断为玫瑰糠疹。给予了一些外用药，使用无效，且范围逐渐扩大、加深，向上已达颈部，向下至双大腿。瘙痒加重，冬重夏轻，其父母焦急万分。故至上海某医院皮肤科专家门诊求治。

诊断结果明确，是鳞状毛囊角化病。该病病因不明，可能与遗传有关，治疗疗效不佳，无法根治。处方予维生素 A 与维生素 E 口服，外涂润肤膏；无须复诊。

我愉快地接手了这个案例。进一步地望、闻、问、切及回顾其幼时疾患，整理如下。

患者幼时有急性膀胱炎、特发性血小板减少症、荨麻疹病史。易口干，喜饮，偏冷饮；小便不利，紧张时尿频、漏尿；胃纳佳，易饱餐后上腹饱胀，大便调；睡眠浅，梦多；月经色鲜红，无经前乳胀及痛经。颈部至双腿漫布灰黑色的丘疹，不易去除；小腿皮肤干燥。舌质偏红，舌体略瘦，脉细数。

处方：猪苓 20g，茯苓 20g，泽泻 30g，阿胶 15g，滑石 30g。5 剂，每剂服用 2 天。忌食辛辣及狗、羊、鹿肉等；多食猪蹄等富含胶原蛋白类的食品等。并嘱加强运动，至微微出汗。

1 周后我收到电话，得知"黑皮"消退 80%，皮肤光滑了，睡眠也变深了，其母称："好多年没见到真正的皮肤了！"举家欢庆。之后仍原方治疗，剂量逐渐减为每 1 剂服用 3~4 天，继续巩固治疗。

复习《伤寒论》原文。第 223 条：若脉浮发热，渴欲饮水，小便不利者，猪苓汤主之。第 224 条：阳明病，汗出多而渴者，不可与猪苓汤。以汗多胃中燥，猪苓汤复利其小便故也。第 319 条：少阴病，下利六七日，咳而呕渴，心烦不得眠者，猪苓汤主之。

过敏性鼻炎治愈案

患者，男，72 岁，南方人，退休职工。2021 年 1 月 25 日初诊。

患者体格壮实（166cm/74.3kg），脸红，营养状态佳，脱发，头油多，头发花白。

患者苦于过敏性鼻炎 10 年，鼻痒、打喷嚏，伴大量鼻涕、眼痒，感冒后加重，闻油烟后亦加重，故无法进入厨房。1 月 8 日做饭时不小心吸入胡椒粉，鼻炎开始发作至今，无法下厨。

平素怕热，运动后汗少，易齿衄，食量不错，大、小便尚调。既往行胆囊切除术、阑尾摘除术、肠息肉摘除术；高血压病史；年轻时易鼻衄。舌质红，苔薄白，脉滑。

我选用麻黄连翘赤小豆汤加生石膏、薄荷、防风、蝉蜕、乌梅，10 剂。嘱清淡饮食，勿食辛辣、海鲜等。

半个月后复诊，患者诉鼻炎未再复发，脸红、眼痒等症也减轻，入厨房闻油烟亦无碍，倍感神奇。并告知食后舌易破碎（简称舌碎）。于是在原方的基础上再加升麻，14剂。

1个月后来复诊，诉服药后鼻炎、眼痒未再发作，舌碎愈，头发油、脱发亦明显好转。原方继续巩固1个月停药，随访2年，中间轻微发作1次，仍服原方，7日愈。

因此类案例不胜枚举，患者戏称我是"鼻炎终结者"。

为什么很多让西医头疼的疾病，中医却可以轻松解决？

比如过敏性鼻炎，西医治疗此病的方法主要是脱敏疗法和鼻腔给药。脱敏疗法难以坚持，即便坚持两三年，疗效也不稳定；鼻用喷雾剂虽有疗效，却无法撤停。而且这些患者往往是过敏体质，容易伴发过敏性结膜炎、荨麻疹、湿疹、支气管哮喘等。它们犹如一根藤上结的不同果子，西医很难同时兼顾。

中医遵循整体观，重在治本，通过对患者体质的调理，重新达到阴阳平衡的状态，改善产生过敏的内环境，因此可以一箭双雕甚至多雕，而且疗效更为稳固，不易复发。比如此案，伴随着鼻炎的治愈，患者的眼痒、齿衄、脸红、舌碎等症状也都减轻甚至痊愈。

麻黄连翘赤小豆汤出自《伤寒论》，是散热之剂，也是表里双解之剂，为清而兼汗法，适用于湿热发黄兼有表证者。方用麻黄、杏仁、生姜宣肺达表，通其腠理，逐邪外出；连翘、桑白皮（代替原方中的连翘根，古称连翘根为连轺）、甘草清热解毒，清其郁热；赤小豆、麻黄利水除湿，通调水道。诸药共奏透邪达表、清热利湿之功效。

现代实验研究表明，麻黄连翘赤小豆汤具有保肝、止痒等作用，主药麻黄还具有明显的抗过敏与止痒作用。如今，此方治疗的疾病范围极其广泛，比如湿热（毒）内蕴、邪郁于表所致的黄疸病（黄疸型肝炎）、风水（急性肾炎），湿毒内陷所致的慢性肾炎、风疹（急慢性荨麻疹），以及过敏性鼻炎、咳喘、水痘、湿疹、奶癣、日光性皮炎、激素依赖性皮炎等，疗效甚佳。

此方运用的抓手：体格壮实不虚弱，内有湿热，出汗不多，易感外邪、易过敏等。故此类患者忌食各类补药（黄芪、人参、蜂蜜、花粉等）及高蛋白饮食，忌艾灸、泡澡、熏蒸，宜清淡饮食。简而言之，只要把握其适应证，麻黄连翘赤小豆汤就是一张安全有效的好方！

此案中加味药：用生石膏加强清热泻火之效，用薄荷疏散内热、清利头目，用防风祛风。而研究发现，防风、蝉蜕、乌梅又有明确的抗过敏、调节免疫等作用，它们共同配合麻黄连翘赤小豆汤在治愈过敏性鼻炎的路上"发光发热"。

需要强调的是，临床上治疗过敏性鼻炎还有很多方剂，比如桂枝类方、小柴胡汤类方以及麻黄类方等。一个萝卜一个坑，一种方对应着一种过敏性鼻炎的证型，方证越相应，疗效越明显。

哮喘的两种证型

那个上小学六年级的女孩又来了。她全家都是中医爱好者，她说："医生，我又来了，天气变化快，受了点凉，班上感冒的同学又多，就被传染了。不过不发热，虽然有点儿咳嗽，但是不喘。我妈让我服用了上次剩下的 2 剂药，感觉好多了。"

我说："好，那我们继续努力！"

时间回到 1 年前。这是个瘦高个的女孩，妈妈带过来求诊。主诉是 3 个月以来但凡运动则感气喘、胸闷。平时胸闷、气喘不明显，遇冷空气、香烟或油烟味等易打喷嚏、鼻塞；偶咳，有痰不易咳出；动易出汗，小便正常，大便偏干，睡眠一般；舌质偏红，苔偏腻，咽部充血，脉浮数。有过敏性鼻炎病史。已经看过很多西医，确诊为 CVA（咳嗽变异性哮喘或称不典型哮喘），服用孟鲁司特钠以及沙美特罗替卡松等药有一定疗效，但不够明显。平时感觉尚可，但跑步后立即感觉胸部不适、咽部不适、气喘。该女孩之前是个运动健将，短跑、长跑均为年级冠军。患此病是源于 3 个月前的一次病毒感染。

经过详细地望闻问切，我给予了厚朴麻黄汤原方 10 剂。10 天后其母带女孩复诊，满脸笑意地说："真后悔，为什么不早点来看诊！"

厚朴麻黄汤出自《金匮要略》，具有降气除满、止咳平喘的功效，是古代治疗咳喘伴胸闷、烦渴的高效方。用方抓手：咳喘、胸闷气急、烦渴出汗、苔腻、脉浮。因为此证常在受凉后引发，故可兼见恶寒、头痛、脉浮等表证；因膈间有胶痰伏饮，饮郁不畅则有浮热烦渴，痰黏难吐则致胸部憋闷，咳嗽气急喘憋则出汗。可见"胶痰伏饮"是此证的罪魁祸首。

哪里来的胶痰与伏饮？外感六淫或疫毒，加上情绪郁闷焦躁以及饮食肆意

（大量水果、饮料、海鲜等）均可形成胶痰或伏饮。此时，若仅见咳止咳是万万不行的，一定要把胶痰与伏饮清除掉，病势才会步入坦途。这就是典型的中医思路：不是与病邪对抗，而是寻找病根来因势利导，如同大禹治水。

每逢大疫，都会涌现出许多优秀的中医力挽狂澜。无论是新型冠状病毒（简称新冠）感染，还是2003年的严重急性呼吸综合征（SARS），又或是儿童支原体肺炎，在没有疫苗的情况下，中医常会巧妙地运用中医药来应对未知病毒，不仅可以显著改善患者症状、缩短病程、缓减病势，还可提升患者的免疫力。这都是运用中医整体思维与方证相应的结果。对抗思维只能解一时之困，比如阿奇霉素目前可以对抗支原体肺炎，但耐药之后我们又该如何治疗呢？所以我一直呼吁，当我们感染了某种病毒，经过治疗后一定要用中医药善后，以防余毒未清、卷土重来，同时还可以调理一下体质。比如东南亚常见的登革热、疟疾等病都容易反复感染，新冠感染又何尝不是呢？

话回正题，这个女孩经过5诊的治疗，运动后哮喘的感觉就完全消失了，鼻炎也治愈了。我叮嘱她但凡感冒一定要来诊，以防余邪积累而复发。并且家中常备3~5剂中药；饮食忌口也很重要，忌食虾蟹海鲜等易起痰之物，勿食坚果类食物。

行文至此，我想起另外一个女孩，病情类似，找我调治3诊而愈。我的处方是小青龙加石膏汤。小青龙汤出自《伤寒论》，是古代治疗水气病咳喘的专方，有散寒化饮、止咳平喘的功效，适用于以恶寒、口不渴、痰唾涕等分泌物量多清稀为特征的疾病。此方加上石膏，名字就变成了小青龙加石膏汤，症状依然以外有寒、里有饮为主，但饮已化热，故加石膏清热。

厚朴麻黄汤与小青龙加石膏汤都是治疗咳喘有热，但证有不同：前者要比后者热更重，水饮却略轻。它们所适用的体质也不同：两个女孩虽然都是感受寒邪后发病，也都有饮食不忌口的情况，但第一个女孩体质明显偏热；第二个女孩偏胖，舌质偏淡胖、苔净，出汗不多，怕冷，痰白易咳，咽部略红，大便偏稀，这是寒性体质的人患了寒饮略有化热而致哮喘。体质不同，证有差异，选方自然不同，充分体现了中医的同病异治思想。

最后强调一下，当哮喘病症减轻后一定要减量，或转方调治体质，毕竟是麻黄类方，不可久用。

治疗亚急性甲状腺炎的"验方"

患亚急性甲状腺炎（以下简称亚甲炎）的某学校老师今天又来复诊了，笑呵呵地告诉我，她颈部与全身的感觉都好多了，并推荐了两位同事来找我看诊。她问道："为什么我们教师队伍中患甲状腺疾病的这么多，与什么有关呢？"

真是个好问题！ 20多年前，我就特别关注甲状腺健康问题，并总结出一些导致甲状腺疾患的诱因。

（1）缺碘、补碘或食用富含碘的食物（水生贝壳类动物、海藻等），使碘供给过少或过量均可造成各种甲状腺疾病的发生率增高。

（2）甲状腺疾病不仅与摄入的碘相关，与病毒感染、精神压力、环境因素、遗传因素等也关系密切。还与妊娠期、生长发育期对碘的需求量增加，内分泌紊乱以及放射线接触史和某些药物服药史等均有关。

我想特别强调一下病毒感染对甲状腺的影响。当前知名或不知名的病毒此起彼伏，一旦病毒感染后一定要认真对待，也许你认为无所谓的"小感冒"之后，再熬几个夜，可能某天突然就有一场来势汹汹的亚甲炎与你相遇了。

从我这30年来的门诊病例看，常见的甲状腺疾患主要有亚甲炎、桥本甲状腺炎、甲状腺功能亢进、甲状腺功能减退、甲状腺结节、甲状腺癌术后等。其中亚甲炎的中医药治疗最为迅速有效，以至于我所在三甲医院的乳腺、甲状腺科主任但凡碰到亚甲炎西医治疗乏效的即推荐过来，理由是我有"验方"！

什么是亚甲炎？亚甲炎全称亚急性甲状腺炎，又称亚急性肉芽肿性甲状腺炎、病毒性甲状腺炎、非感染性甲状腺炎等，多种病毒与之相关，症状可能类似咽炎，故该病的诊断常被忽略。其发病率高峰出现在30~50岁，女性发病比男性多3倍。临床主要表现是甲状腺部位的疼痛和肿大，有时伴有发热，也可能伴有甲状腺毒症或甲状腺功能减退症状；疼痛常牵涉颌骨或耳部，咀嚼和吞咽时疼痛加重。其病程长短不一，数周或半年以上，一般2~3个月，故称亚急性甲状腺炎。

在临床上，下面三种情况常见至中医处求诊者甚多：初始往往因主诉繁多而易被误诊或漏诊；即使血沉及甲状腺功能已正常，但患者主诉仍有疲乏感；亦有患者短期运用激素疗效佳，但无法撤停。

那为什么说我有"验方"呢？

亚甲炎本就是中医治疗的优势病种，特别是在经西医激素治疗后有效但无法撤停激素的情况下，中医的疗效更显卓越。黄煌老师和我们的很多案例证明，被称为"魔方"的柴归汤，即小柴胡汤与当归芍药散的合方，是一张治疗亚甲炎的专方、高效方。

这两张方均出自《伤寒论》，小柴胡汤被誉为"天然干扰素""天然胸腺肽"；而当归芍药散能抑制凝血、改善微循环、调整自主神经功能，同时对气色较差（俗称"黄脸婆"）及月经紊乱能较快起效。

使用柴归汤需注意以下几点。

（1）柴归汤对体质的要求并不严格，比较适合体质中等或偏弱者，略有火气可加牡丹皮、山栀来平衡。

（2）临证中也发现有标准"火体"的人，常为兼患甲状腺功能亢进者，若其人舌质偏红、易怒、烦躁，则不宜再使用柴归汤。

（3）此方中芍药的用量宜大，大便干结的情况下更是如此，且可赤芍、白芍同用。

（4）此方宜小剂量、长时间服用。比如一剂药服用2~3天，每日服用1次，3个月为佳。此药口感较好，且患者的依从性佳。并嘱患者定期复查甲状腺B超以及甲状腺功能等。

最后，我亲爱的朋友们，请务必关注你的甲状腺健康，请务必管住你的嘴巴，请你早睡早起休息好，请你轻松面对每一天的工作与学习，必要时可以"摆一下烂"。让我们开启美好生活的每一天！

干燥综合征调治案

患者，女，64岁。2016年4月7日初诊。体重43.3kg。

体貌：体瘦脸长，肤干唇干，面色黄暗，眼眶深凹，面颊部黑斑甚。

主诉：口干、咽干、乏力12年。

病史：12年前患者因口干、咽干、乏力确诊为干燥综合征，初始口服醋酸泼尼松片、硫酸羟氯喹片及白芍总苷胶囊等药，症状好转后停用激素及白芍总苷胶囊。目前，硫酸羟氯喹片每日服用3片，仍口干、唇干、咽干、乏力，无咳嗽及气急，近1个月来感觉两颊部瘙痒，时常两耳、颈部、双手瘙痒，并常伴口疮发作，胃纳正常，小便尚调。大便干结难解、夜寐较差已 10 余年。

2016 年 2 月 4 日行肝动脉瘤手术加脾脏切除术，5 年前行双下肢静脉曲张手术。孕 5 产 1，停经 12 年。否认高血压、糖尿病、冠心病病史。

查体：龋齿严重，均已修补。唇干、唇色偏暗。舌质干红，无苔，脉细。指掌干枯黄暗，小腿轻度浮肿，双下肢静脉曲张。见彩插 9。

处方：炙甘草汤加味。

另嘱：

（1）枫斗（铁皮石斛）30 袋，每袋 3g，每日 1 袋，代茶饮。

（2）每日食用 1 个溏心鸡蛋。

（3）继服西药硫酸羟氯喹片。

治疗经过：守方炙甘草汤加味治疗至第四诊（5 月 19 日），患者乏力明显减轻，精神可，体重增加至 44.6kg，皮肤变滋润，面颊部黑斑变淡，口干、咽干明显好转；无口疮，双耳、两颊部无瘙痒，颈部、双手瘙痒偶有轻度反复，目糊，纳眠可，大便顺畅而量少。舌红转为淡红，无苔，脉细。

继续守原方，每个月复诊 1 次。

2018 年 6 月 26 日复诊：除了偶尔颜面及肩胛部皮肤瘙痒，余症均好转。体力明显增加，口干、咽干、口疮明显好转；不易感冒、咳嗽，无眼痛、眼干；腿抽筋明显减轻，双手甲沟炎、灰指甲明显减轻或消失，皮肤肤色变亮，体重稳定在 48kg，睡眠可，大便畅通。舌红无苔，无口角炎。双下肢皮肤瘀斑明显。

继续守方，并以枫斗代茶饮；偶食溏心鸡蛋。硫酸羟氯喹片减量为每日 3 片 /2 片交替服用。

患者于 2019 年并发腮腺炎、2023 年并发带状疱疹，经治好转。患者及家属很满意，此案至今仍在调治中。

♡ 心悟

（1）为什么会选择炙甘草汤？因为炙甘草汤是非常重要的滋阴剂，后世治疗阴虚证的方剂均源于此。何谓阴虚？即有形的物质（津液等）不足。故凡消瘦、干瘪则为阴虚。而阳虚是指无形的功能低下。干燥综合征是一种主要累及外分泌腺体的慢性炎症性自身免疫病，中医临床上可以见到很多证型，常见的有寒湿型、阴虚型、痰湿型、阳虚型以及各种兼夹类型等。此患者消瘦、口干、咽干、肤干痒、大便干结难解以及舌红无苔、脉细，均表明了这是一种津液枯竭的状态（阴虚），是临床常见的一种类型，炙甘草汤是不二选择。

（2）干燥综合征除常累及唾液腺、泪腺，致其受损、功能下降而出现口干、眼干外，还会累及其他外分泌腺及腺体而出现多系统损害。皮肤、肺、关节、肾的损害较为常见。此案运用中西医结合治疗，以炙甘草汤为主方，经过7年多的调治，不仅成功减少了西药的使用，减轻了对肝肾的负担，还大大缓解了患者的痛苦、改善了体质，体重也由初始的43kg提升并稳定在48kg。每年的风湿科例行体检均显示其病情稳定，特别是感冒、咳嗽大大减少，双手甲沟炎、灰指甲明显减轻或消失以及肺部CT的结果都说明患者的肺系状态稳定，这是令人欣喜的。

（3）在本案中，枫斗代茶饮起到了很重要的作用。后文有对铁皮石斛的种类及功效的详细介绍。它不仅生津功能卓越，亦可以明显提升体力，还可能会改善因自身免疫性疾患（如干燥综合征、白塞综合征、皮肌炎等）而致的肺间质改变。医嘱每日食一个溏心鸡蛋亦有深意，以鸡子黄佐阿胶滋阴润燥、养血补虚。

（4）患者的甲沟炎、灰指甲减轻甚至消失，令患者感到神奇，也出乎我的意料。治疗本意不在指甲，然而在运用炙甘草汤改善了患者身体的阴液状态后，指甲也奇迹般得到改善。指甲是由皮肤衍生而来，属于结缔组织，其生长状态记录了近期的身体健康状态，自古以来就被用作诊断的依据。中医认为"肺合皮毛""肝华在爪"，指甲的改善提示了该患者的肺、肝功能是稳定的。至于患者在2019年春并发腮腺炎、2023年秋并发带状疱疹，经治好转，说明患者虽然整体状态在改善，但干燥综合征绝非小病，不可小觑，需要长期持续关注与治疗！

有趣的母女痹证调治案

某女士今天又来门诊了，这已是她在我处调治的第九个年头。

1982年出生的她，毛发黝黑浓密，唇红，肤白有油，易脸红。2015年1月，她被确诊为类风湿性关节炎、继发干燥综合征，一直在服用甲氨蝶呤每周3片、羟氯喹每天2片，关节疼痛控制尚可。平素易口干、口苦，汗不多，眼干目糊，易心悸，偶有口腔溃疡，手指易麻木，胃纳可，易大便干，月经量少、色暗，夜寐可。舌质红老，苔黄腻，脉数（9年来一直如此）。

治疗经过：患者2014年因关节疼痛来我处求诊，在为她治疗的同时，建议至上海做全面检查。2015年1月，在上海某三甲医院风湿科确诊为类风湿性关节炎、继发干燥综合征。我就治疗方案征求患者意见，她选择了中西医结合治疗。

初始用小柴胡汤合黄连解毒汤，治疗有效，但停药即疼痛。于是，改为越婢汤合黄连解毒汤，吃吃停停，每逢节气或变天则必服中药。

从 2014 年至今，患者自我感觉不错，口服中药后羟氯喹就减量服用。定期检查的类风湿关节炎特异性指标抗环瓜氨酸肽抗体也从 4744.2U/ml 下降至 1000U/ml 以下。

本来患者一直担心新冠感染会加重其痼疾，但在中医的保驾护航下，各项指标还比较令人满意。她很开心且庆幸地说："扛过来了！"这期间，我的处方只是在原来的基础上加了浙贝母、桑白皮、金荞麦等以保肺。

无疑，这是一个比较成功的中西医结合治疗案例，从中得到的经验总结如下。

（1）将小柴胡汤合黄连解毒汤改为越婢汤合黄连解毒汤，疗效迥异，为何？

黄连解毒汤出自晋代葛洪的《肘后备急方》，由黄连、黄芩、黄柏、栀子四味药组成。其方证抓手：身大热；胸闷，烦躁；不得眠；神昏，谵语；口干，舌燥。可称其为"黄连解毒汤综合征"，中医的解释是热毒充斥全身，可理解为全身炎症反应 – 凝血机制障碍 – 中枢神经系统功能受到影响的一种病理状态。该患者的体貌、舌脉以及体质特点非常符合黄连解毒汤方证，故而治疗有效。

本案的治疗，关键在于小柴胡汤与越婢汤的区别。

这两首方均出自《伤寒论》。小柴胡汤是一首民间使用率较高的方子，是古代的"退热抗炎剂"，是治疗处在迁延期的发热性疾病的常用方，具有解热、抗炎、免疫调节等作用。这首方适合患慢性疾病的虚性体质，同时伴有郁热，病情复杂，邪正相争处在胶着状态。其特点可简单概括为：疾病进入迁延期和慢性化，缠绵难愈。所患疾病多涉及免疫系统、消化系统、精神神经系统等。

越婢汤是古代"郁热风水病"的专方，有透热利水的功效。适用于以水肿、口渴、脉浮为特征的疾病。本案证明其对小关节肿胀的止痛效果很好，其实临床上越婢汤对腰腿大关节特别是膝关节疼痛的治疗效果更佳，特别适合那些膝关节肿大、无法站立的患者。

本案初始使用小柴胡汤合黄连解毒汤治疗虽有效，但停药后无效，说明方证相应度不高。重新评估患者：年轻女性，易脸红，毛发浓密，唇红，肤白有油，易口干、口苦，汗不多，关节疼痛，易便干，以及舌质红老、苔黄腻、脉数等。这是典型的麻黄体质见有石膏证，故选用越婢汤，方证相应贴切度高，疗效自然好。

（2）治疗过程中要注意加强肺部的保养，预防间质性肺炎以及肺纤维化等问题。服用西药的患者，还要关注血常规及肝肾功能的检测。

（3）中医学的痹证范畴很宽泛，包括西医学中的强直性脊柱炎、未分化脊柱关节病、反应性关节炎、类风湿关节炎、银屑病关节炎、干燥综合征、系统性红斑狼疮、风湿性关节炎、产后身痛、退行性骨关节炎、膝骨关节炎、腰椎间盘突出症等。这些病，不管是用中医还是西医治疗，均是难题（病程长、疗效差、易反复）。而我近30年的研究发现，运用经方合方，可以取得令人较为满意的结果（最大程度地减少西药的使用量及其副作用）。我常用的经方有柴胡剂（小柴胡汤、柴桂干姜汤），桂枝剂（桂枝芍药知母汤、桂枝汤、桂枝茯苓丸），麻黄剂（越婢汤、越婢加术汤、葛根汤、麻杏石甘汤、麻杏苡甘汤、麻黄细辛附子汤、五积散），黄芪剂（黄芪桂枝五物汤、防己黄芪汤），以及三黄四逆汤，等等。在此不一一列举，只要对证选方、合方，必有佳效。

比如治疗过程中，患者跟我提起她的女儿，一年中发作数次小关节（手指或脚趾）疼痛，冬天偶尔出现雷诺现象，且脸上长痤疮，要求调治。已经做了风湿、免疫方面的检查，指标均正常，于是只想治疗痤疮。我很严肃地提醒她们：痤疮是小事，关节痛以及雷诺现象才是大事，必须及早、认真调治，因为基因的力量太强大了。在我的坚持下，女孩开始服药，服用半年左右症状消失，随访近3年，无任何不适。我选用的是与妈妈不同的经方组合：荆防柴桂干姜汤合当归芍药散。

青年强直性脊柱炎调治案

患者，男，28岁，会计师，江苏人。小伙子长了一双柴胡眼，戴隐形眼镜，却又架了一副空的黑色镜框，表情严肃，颧骨略高，肤色黄白相间，给人以瘦弱之感。身高160cm，体重45kg。

他2005年底确诊为强直性脊柱炎，之后一直服用西药甲氨蝶呤片、柳氮磺吡啶等，病情尚稳定。婚后欲生育而突然停药，导致无法独立行走，于2010年某日由家人搀扶至我处求治。患者诉腰骶部酸痛多年，反复发作，遇天气变凉或阴雨天则加重。平素怕冷、易出汗、易泄泻，胃纳一般，挑食，易发口腔溃疡，睡眠一般。

查体：舌质偏红，舌体偏大、饱满，苔中后部厚腻，脉细弦。

首诊选方：小柴胡汤合五苓散、四妙丸加制附子，水煎服。嘱其小剂量口服西药柳氮磺吡啶，并建议其经常艾灸督脉。

患者坚持服用此方加减至今。服至 1 年半时完全停服西药；前 3 年，症状严重时每日 1 剂，症状缓解时一剂服 2~3 天。期间病情稳定，生育一女，女儿健康可爱。

之后 1~2 个月调理一次，每次服用原方 2~3 天，逢节气及变天再服数剂。

2017 年 11 月 3 日又来调理：患者气色不错，平时情况尚可，遇节气或变天时关节不适加重；体重稳定，大便偶泻，胃纳可，睡眠不错；舌质暗淡，苔薄腻，脉细。

处方：小柴胡汤合五苓散加细辛、附子、薏苡仁、葛根、乌梅。

2018 年 9 月 27 日复诊：一般情况可，颈部时有不适，晨起咽中有痰，口腔溃疡偶有发作，大便基本成形，夜寐可。体重 49kg。舌质淡、胖，苔较干净。

处方：上方的基础上加用浙贝母、玉竹、升麻。嘱其逢节气服用，冬日加强督脉艾灸。

至今，患者逢春分、夏至、秋分、冬至等重要节气依然会来找我调理。

♡心悟

（1）对于西医和中医来说，痹证都属于复杂疑难病，都需要长时间的治疗与观察。本案运用中药调治近 15 年，不仅症状稳定，患者的体质也明显得到改善。这足以说明，中医药在痹证方面的治疗作用是确切可靠、大有前途的。

（2）首诊处方既对体又对病。小柴胡汤合五苓散、四妙丸是对体治疗，加用制附子是对病治疗以镇痛。小柴胡汤有中医"干扰素"之美称，对风湿免疫性疾病有着不容置疑的作用；而易出汗、易泄泻，舌体偏大、饱满，苔中后部厚腻，则考虑兼夹湿热，故用五苓散合四妙丸（苍术、黄柏、牛膝、薏苡仁）。

（3）2017 年复诊时舌苔变薄，意味着湿热已微，故在首诊方的基础上去掉了四妙丸，改为小柴胡汤合五苓散加细辛、附子、薏苡仁、葛根、乌梅。其中，细辛、附子、桂枝构成一个较稳定的止痛结构，加用葛根意在减轻项背部的疼痛、拘急不适感，加用薏苡仁意在健脾祛湿、舒筋除痹，加用乌梅意在调整免疫功能。而 1 年后又加用玉竹、浙贝母、升麻，意在顾护肺卫之阴，以防长期运用温燥药有伤阴之弊。

（4）我们着重聊聊小柴胡汤。小柴胡汤出自《伤寒论》，是经典的和解方，也是古代的"退热抗炎剂"，具有解热、抗炎、免疫调节等作用。家喻户晓的中成药小柴胡颗粒即源自小柴胡汤。此方何以威名远扬？

首先是它的治疗范围极广，是中医临床的一把利器，有谚语曰："小柴胡汤从早开到晚，虽不中，也不远。"重庆名医马有度甚至自称"一张小柴胡汤打天下"。

其次，它在疟病、温病等很多疑难杂病的治疗方面功效卓著、无可替代。比如新冠肆虐之时，马来西亚童耀辉博士用小柴胡汤合二陈汤加味力挽狂澜治愈了数百位患者，不仅让我们见证了小柴胡汤的威力，也提振了中医抗疫的信心。

小柴胡汤的方证抓手：寒热往来、胸胁苦满、默默不欲饮食、心烦喜呕以及或然证。或胸中烦而不呕，或渴，或腹中痛，或胁下痞硬，或心下悸，或小便不利，或不渴、身有微热，或咳。诸多或然证提示，小柴胡汤的适应面很广，其主治的不仅仅是一个症状，也不是一种疾病，而是一大类疾病。

而今，我们主要将之用于以下几个方面。

①退热：治疗各种发热性疾病，如疟疾、肺结核、流行性感冒、上呼吸道感染、肺炎等。

②祛风：可用于治疗各种迁延不愈、反复发作的过敏性疾病。

③解郁：治疗以抑郁为表现的各种精神心理类疾病，比如抑郁症。

④调理：治疗体重下降、食欲不振、恶心呕吐、腹痛等慢性消耗性疾病。

一例年轻人的脊柱关节病

患者，男，25岁，湖南人，架子鼓老师。体瘦（175cm/50kg），肤色白皙，颜面因苍白而显得无血色，唇红，打扮入时，给人一种文艺青年的感觉。

多年来，腰下部疼痛、双膝肿痛交替反复发作，1年前被确诊为血清阴性脊柱关节病。因双膝肿痛已行6次膝盖局部封闭治疗，疗效短暂；常服用非甾体抗炎药，疗效差。平素睡眠差，喜熬夜；穿着单薄，喜贪凉，易出汗；三餐不定时，胃纳可；尿黄浑浊，大便偏干。舌质红，苔黄腻，脉数。

处方：小柴胡汤合黄连解毒汤、四妙丸加减。

服用此方21剂，未服西药，疗效佳，疼痛基本缓解。但停药后仍复发，舌脉同前。

调整处方：三黄泻心汤合四逆汤加桂，再合黄连解毒汤。并嘱咐规律起居，改善居住环境（由朝北地下车库换为朝南居室），清淡饮食，适度锻炼。

服用上方35剂，疗效卓著，之后停药，半年后体重增加5kg，疼痛未复发。

第 2 年春天清明前后，曾因轻微发作来复诊，给予调整后的处方 10 剂。之后随访 3 年，病情一直较稳定。

♥ 心悟

（1）本案患者肤白、唇红、易出汗、尿黄、大便干、舌红、脉数，可以判定患者是个"火体"，而尿浑浊、苔黄腻则辨为湿热，故选用小柴胡汤合黄连解毒汤、四妙丸加减。处方意在用小柴胡汤调整紊乱的免疫状态，用黄连解毒汤合四妙丸泻火、除湿热。此策略虽有效但停药后复发，故舍弃小柴胡汤，从"火体"得了"寒病"的角度考虑，改为三黄四逆汤类方，同时用四逆汤调整机体的免疫力，靶点更为精确。

（2）三黄四逆汤即三黄泻心汤合四逆汤。该方是黄煌教授的临床常用经验方。其组方为：制附片（10~30g），炙甘草 10g，干姜 10g，黄连 3~5g，黄芩 10g，大黄 10g。以水 1000ml，先煎制附片 20~30 分钟，再入他药，煮沸后调文火再煎煮 30~40 分钟，取汤液 300ml，分 2~3 次温服。

其方证抓手是虚寒体患上实热病。

①虚寒体者多见：或下利腹泻，或腹胀冷痛，或畏寒自汗，或四肢厥冷，或精神萎靡，或脉沉微弱或空大无力等。

②实热病，如出血性疾病见烦躁、口苦者，或昏迷、脑卒中、失眠、胃病、痤疮、口疮等。

如果我们将此思路倒转，实热体患上虚寒病呢？该案就是这样的思路。

一个"火体"的年轻小伙，由于长期居住在朝北的地下车库，加上熬夜、贪凉等不良生活习惯，诱发出血清阴性脊柱关节病。我们前后对比不难看出，6 次局部封闭治疗如杯水车薪，只能止痛一时。而运用三黄四逆汤加味，临床疗效却令人吃惊。我还经常合方黄连解毒汤以加强泻火之力，加用桂枝或肉桂来加强局部温通的作用。临床我们积累了很多以此思路治疗强直性脊柱炎的案例，疗效均非常令人振奋。

（3）最后要强调的是，痹证的治疗取效后，还应密切随访数年；避免居住于寒冷、潮湿的环境；适度的锻炼也非常重要，一般建议将太极拳、八段锦作为优先选择的锻炼项目。另外，如本案这样的"火体"患者，应禁止用熏蒸、热疗、晒背或督灸等治疗方法。

银屑病关节炎调治案

患者，男，30岁，江苏人，已婚育。形体壮实，肤色偏黑、缺少光泽，182cm/96.4kg，体重指数27.4。2016年4月18日初诊。

主诉：四肢及指、趾关节，肿、僵、痛反复发作3年余。

患者3年前被确诊为银屑病关节炎，四肢尤其是手指、脚趾处关节色暗、变形、肿大、僵硬、疼痛，末端游离于指肉外，出现增厚、变黄、粗糙，甲下过度角化。疼痛发作时，2~3小时内迅速加重。曾服用依托考昔片、白芍总苷胶囊3个月，后因肝损伤而停药。近期，四肢关节疼痛有加重趋势，左手大拇指疼痛最重，艾灸后减轻；右耳后脱皮，头屑多；近半年荨麻疹反复发作，以下肢为主，夜间9点左右频发；胃纳可，头部及上半身易出汗，大便易稀，小便次数偏多，夜寐良好。舌质淡红，舌体胖，有齿印，舌苔薄白。双下肢略浮肿。

处方：薏仁五苓散加防风。7剂，水煎服，日1剂。嘱其适度保暖，勿着凉，忌食海鲜。

2016年5月5日第二诊：仅双下肢水肿消退，余症几乎无改善。

处方：上方合柴桂干姜汤、麻黄细辛附子汤。建议适度锻炼。

此方连续服用1个月后，关节肿胀、疼痛明显减轻且稳定，荨麻疹发作转移至手臂且程度减轻，大小便均正常，余同前。

处方：守第二诊方，将制附子、细辛用量分别由6g加至9g，另加肉桂10g。7剂，水煎服，每剂服用1天半。

2016年6月29日第五诊：关节疼痛继续好转且稳定，结合运动体重已减3.4kg，现为93kg，头皮屑多稍有缓解，大便正常，荨麻疹偶发，头部汗多。舌淡红，舌体胖大，有齿痕，苔薄。近期体检（2016年6月6日）：窦性心动过缓；脂肪肝；胆囊壁胆固醇结晶；γ-谷氨酰转移酶70.7U/L。

处方：守前方，并将桂枝10g加至20g，7剂，水煎服，每剂服用2天。

2016年7月13日第六诊：关节疼痛发作较少，病情平稳，荨麻疹发作频率进一步减少，右耳后脱皮好转；出汗略少，饮不多，大便成形，纳眠可，体重92.1kg。舌淡红，苔薄。患者及家属对疗效很满意。

处方：守第五诊方7剂，水煎服，每剂服用2天。服完后停药观察。

♡ 心悟

（1）本案患者看似形体壮实，但肤色偏黑、少光泽，大便易稀、小便次数偏多，伴双下肢略浮肿，且舌质淡红、舌体胖有齿印、舌苔薄白，是较为典型的五苓散方证。故第一诊即用五苓散加薏苡仁、防风治疗，且皆以此方贯穿始终。此方不仅是对体治疗，同时还有保肝、健脾利湿、降脂减肥、抗过敏等作用。加用薏苡仁健脾除湿、舒筋止痹，加用防风祛风止痒。然而，对银屑病关节炎而言，仅仅调体还远远不够，必须合用对病之方。

（2）第二诊合用柴胡桂枝干姜汤原因有二。一是病痛迁延不愈。患者四肢指趾关节肿、僵、痛反复发作3年余。二是上热下寒。上半身易出汗，又伴有大便易稀、小便不利等。

柴胡桂枝干姜汤是由小柴胡汤变化而来，也是古代的治疟方和调理方，抓手与小柴胡汤证相近：有腹泻、动悸的小柴胡汤证；或者是无呕吐、无消瘦不食的小柴胡汤证。伤寒大家陈慎吾认为，此方治疗少阳病又兼见"阴证机转"者。日本汉医尾台榕堂先生在《类聚方广义》中直言，其抓手为"大便溏泄，小便不利"。

而今，此方主要运用于以下几类疾病。

①迁延、反复的发热性疾病。如感冒、疟疾等。

②以胸闷、咳嗽为主症的呼吸道疾患。

③亚急性或慢性腹泻为主要表现的消化道疾患。

④内分泌疾患。如甲状腺功能亢进、痛风等。

⑤自身免疫性疾病。如类风湿关节炎、干燥综合征、强直性脊柱炎、系统性红斑狼疮、银屑病关节炎、过敏性紫癜等。

若伴口渴而浮肿者，合五苓散；若伴面黄、月经不调，或眩晕、腹痛、浮肿者，合当归芍药散。在风湿、自身免疫性疾病方面，男性合五苓散的机会多，女性合当归芍药散的机会多。

（3）合麻黄细辛附子汤主要取其止痛的作用。但初始剂量宜小，之后逐渐递增，以顾护阳气为主。麻黄细辛附子汤是古代的温热性"止痛兴奋剂"、经典的温经散寒方。若单用此方更要注意：宜汤不宜散，中病即止，餐后服，心脏疾病慎用，哮喘患者慎用。

类风湿关节炎调治案

【案例一】桂枝芍药知母汤证

患者，男，75岁。江苏人，知识分子。头发白，眼袋较深，个高偏瘦（178cm/73.9kg），肤色暗黑、少光泽。2017年3月16日初诊。

患者诉2017年2月1日因发热伴咳嗽、气急住院，行抗生素及雾化治疗等已好转。现仍略有气急、稍咳；前胸、后背部游走性疼痛，腕关节及踝关节以下时有疼痛；时有胸闷、心悸，双下肢怕冷，往来寒热；近期舌干、舌痛，夜寐梦多，胃纳可，二便尚调。被确诊为类风湿关节炎已30余年，去年被确诊为肺间质纤维化，曾服用羟氯喹，现已停用，目前在服用雷公藤片（每次2片，每日3次）。

既往有胆囊切除史，胃大部分切除史，双眼白内障手术史。唇暗，舌质红，苔中后部白腻，脉弦。双下肢无水肿。

处方：桂枝芍药知母汤加大枣，10剂。

2017年3月27日第二诊：诸症明显减轻，偶咳；前胸、后背游走性疼痛减轻，双下肢怕冷减轻，无往来寒热，舌干、舌痛好转；腕关节及踝关节以下时有疼痛，仍时有胸闷、心悸，夜寐仍梦多。

处方：上方10剂。

2017年4月6日第三诊：清明前后下雨，关节疼痛未加重；胸闷减轻，无双下肢怕冷，无往来寒热，舌干、舌痛好转，夜寐好转，舌苔略退；腕关节及踝关节以下时有疼痛，仍时有心悸。

处方：上方加生牡蛎，20剂。

之后数年间，患者经常来门诊调理，他说每次服用中药后明显见效，感冒频率亦下降，肤色变亮有光泽。我建议他注意保暖、勿食海鲜之外，小剂量口服中药调理，吃吃停停。

♡心悟

1.桂枝芍药知母汤是古代治疗风湿历节病的专方

何谓"历节"？"历节"是累及全身多处关节，以关节红肿、剧烈疼痛、不能屈伸为特点的病证。隋代巢元方《诸病源候论》称之为"历节风"；由于此病痛如虎噬，唐代王焘《外台秘要方》又称其为"白虎病""白虎历节"。本病病机属风湿流注筋脉关节，气血通行不畅，久则蕴积生热、正气日衰。本病涵括了现代的急性风湿性关节炎、类风湿关节炎、痛风、坐骨神经痛等疾患。

桂枝芍药知母汤可通阳行痹、祛风除湿、和营止痛。古今无数医家验证了其治疗风湿性关节炎、类风湿关节炎的有效性。汉方医家大塚敬节先生就常用此方治疗慢性风湿性关节炎等痹证，并非常谨慎地评价：该方即使不能使患者完全治愈，但的确可以经常取得减轻疼痛、减少患部肿胀的效果。

其方证要点在于：风寒湿痹郁而化热，关节红肿、疼痛，但风寒湿邪未尽者。因此，其既不是纯粹的风湿相搏的白术附子汤或桂枝附子汤证，也不是表里俱虚、寒湿胶结的关节痛剧的甘草附子汤证。该患者胸背、关节疼痛，伴有胸闷、心悸，双下肢怕冷，苔白腻，是风寒湿痹的表现；患类风湿关节炎30多年，已累及其他脏器，特别是已合并肺间质纤维化，往来寒热，又舌干、舌痛，加上唇暗、舌质红，一派化热伤阴的表现；患者的体貌、性格又有桂枝体质特征。故选择此方。

2. 此方所治之痹证比较严重且复杂

《金匮要略·中风历节病脉证并治》云："诸肢节疼痛，身体魁羸，脚肿如脱，头眩短气，温温欲吐，桂枝芍药知母汤主之。""诸肢节疼痛，身体魁羸，脚肿如脱"为关节变形；"头眩短气，温温欲吐"为病久身体虚羸。也就是说，此病所治之痹证已发作日久，不仅关节变形，身体也已大受伤害。

因此，其组方也颇为复杂：桂枝四两，芍药三两，甘草二两，麻黄二两，生姜五两，白术五两，知母四两，防风四两，附子二两、炮。上九味，以水七升，煮取二升，温服七合，日三服。

这是一首"大杂烩"的复方，由麻黄汤、桂枝汤、甘草附子汤加减而成。方中麻黄、桂枝祛风通阳，附子温经散寒止痛，白术、防风祛风除湿，知母、芍药养阴清热，生姜祛风和胃止呕，甘草和胃调中。其中，知母冠入方名，凸显了其在诸多温药散寒止痛、祛风除湿之外的养阴清热、滋润镇静的独特作用。

3. 临床应用注意

（1）注意附子的用量。附子宜从小量开始使用，再根据患者的反应及病情需要，逐渐增加用量；对于身体瘦弱者、老人、儿童，则不宜盲目加量。笔者曾运用该方治疗一位痹证患者，患者的妻子将所有的附子误认为是一剂药（70g），放在一起煎煮，且煎煮时间较短，导致患者附子中毒，引起较严重的心律失常，所幸抢救及时，转危为安。这个深刻的教训告诫我们，一定要交代清楚附子的煎煮方法。临床上，煎煮附子，一般遵循每增加 10g，先煎的时间增加 20 分钟左右。

（2）运用桂枝芍药知母汤一般建议用原方，药味不宜加减。

（3）本方虽有芍药、知母，但药性仍偏燥，且重在祛邪，故不宜长期使用。若病久气血不足、肝肾两亏者，不宜用之。

【案例二】桂枝加附子汤合桂枝新加汤、当归四逆汤证

患者，女，浙江人。体型偏瘦，营养一般，肤色黄白相间少光泽。

患者已婚，生育 2 女 1 子，生第 2 个孩子时发病。2009 年被确诊为类风湿关节炎，服用雷公藤数月出现荨麻疹后停服，改为间断服用非甾体抗炎药，一直服用甲氨蝶呤片（每周 5 片），病情控制尚可。2016 年 7 月 8 日至我处求诊，希望提高抵抗力并减少西药的用量。

平素易感冒、怕冷，动易汗出，易疲乏；咽中时有痰，排痰不畅；全身各小关节游走性肿痛。月经量少、色暗。舌质暗淡，苔较净，脉细弱。

予桂枝加附子汤合桂枝新加汤、当归四逆汤，时加葛根、茯苓、白术，时加荆芥、防风。每剂服 2~3 天，断断续续用此方治疗近 3 年。患者服用中药后小关节症状减轻，不用服用止痛西药，保持每周服用 3 片甲氨蝶呤；气色变亮，感冒不易发，若发则症状较轻，体力增加；月经变正常，量、色均好转；而且意想不到的是，发现脚上的灰指甲在好转。

2019 年冬至前，我为其制作了一料小膏方：以上方为底，再合温经汤、更年方为"骨架"，加用鸡血藤、桑枝等药物制成。患者服后称"疗效好，而且服用方便"，故要求我每年给她开 3 次左右的膏方，不用再服汤药。至今，服用膏方已有 5 年多。

♥心悟

（1）此文要说的是广义的痹证，类似于西医学的强直性脊柱炎、未分化脊柱关节病、反应性关节炎、类风湿关节炎、银屑病关节炎、干燥综合征、硬皮病、皮肌炎、白塞综合征、风湿性关节炎、产后身痛、退行性骨关节炎、膝骨关节炎、腰椎间盘突出症等。治疗痹证，我临床运用较多的类方及合方如下。

①桂枝剂：桂枝芍药知母汤、桂枝茯苓丸、桂枝类方的合方运用。

②柴胡剂：小柴胡汤、柴胡桂枝干姜汤的合方运用。

③麻黄剂：越婢汤、越婢加术汤、葛根汤、麻杏石甘汤、麻杏苡甘汤、麻黄附子细辛汤、五积散的运用。

④黄芪剂：黄芪桂枝五物汤、防己黄芪汤的运用。

⑤三黄四逆汤等其他类方的运用。

（2）本案是运用桂枝类方治疗痹证较为成功的案例。患者偏瘦，营养状态一般，肤色黄白相间少光泽；根据易感冒、怕冷，易汗出、易疲乏以及舌暗淡、苔净、脉细弱等四诊信息，清晰地展示了桂枝体质特征。再结合全身各小关节游走性肿痛的主诉，故选择了桂枝加附子汤、桂枝新加汤以及当归四逆汤为合方的综合治疗。

三方合用是因为类风湿关节炎的复杂性。桂枝加附子汤是传统的温经回阳方，具有强壮、止汗、镇痛的功效；当归四逆汤是传统的温经散寒方，具有治寒厥、疗挛痛的功效，本案用此二方主要针对痹证；桂枝新加汤则用来改善体质，解决易感、疲乏、关节疼痛等。三方合方，表里同治、解表实里。加用葛根以加强除痹之效，《神农本草经》谓葛根可主治"诸痹"；加用茯苓、白术即成桂枝加苓术附汤，能温阳散寒、利水止痛；加用荆芥、防风以增强祛风止痛之功。而此案的疗效：痹证减轻，西药减量，气色变亮，感冒不易发，体力增加；月经变正常，量、色均好转；特别是脚上灰指甲在好转，等等，正说明患者的内环境有了显著的改善。

（3）关于膏方的运用。近30年的临床中，我始终不支持人人服用膏方。即使是冬令时节，适合膏方者亦不多见，只有体质偏虚者才可尝试。若是火热体质或实大于虚者，服用膏滋药必然会出现问题。近年接诊过数例口服膏方而出现肝损伤者，令人痛心。

我常为以下两类患者开具膏方：

①耄耋之年的老人，百病缠身，虚弱为主者。我会以治疗基础病的方子打底制成膏滋药，可明显改善患者体质并延年益寿。

②如此案的痹证患者，需要长期服用免疫抑制剂，服用膏方不仅可以缓解关节疼痛症状，还可以减少免疫抑制剂等西药的药量。至于完全停服西药，我们还在努力中！

老年膝骨关节炎调治案

【案例一】黄芪桂枝五物汤合真武汤证

患者，女，64岁，农民。形体微胖，面色黄、颊暗红，颜面微浮、眼睑水肿，疲倦貌。

主诉：双膝关节肿胀、疼痛1个月余。近1个月来双膝肿胀、疼痛，伴有僵硬，行走困难，右侧更明显。关节部位皮肤感觉减退，不能受风吹，吹空调后症状加重；易疲乏，心情烦忧，担心某日瘫痪于床。胃纳可，二便调，夜寐可。

查体：双膝关节肿大变形，右侧甚。双下肢浮肿。血压131/77mmHg。舌质淡嫩、紫红，边略齿痕，苔薄润，脉稍弱。

处方：黄芪桂枝五物汤合真武汤，20剂。并嘱注意保暖，下肢勿受凉，勿多走路，可局部艾灸。

第二诊：患者双膝关节疼痛明显减轻，诉自行艾灸后也感稍许缓解，疲乏减轻，舌脉同前，双下肢浮肿较前减轻。

处方：前方加赤芍、怀牛膝，20剂。

第三诊：患者眉开眼笑，表情轻松，气色变亮；疲乏明显减轻，颜面、眼睑水肿明显减轻，并诉双膝关节疼痛已减十之七八，能正常走路，只有走路久了才感觉到疼痛。二便调，纳眠好。舌质淡紫，苔薄润，边齿痕。双下肢略浮肿。

处方：守第二诊方，生黄芪40g增加至60g，制附片15g调整为18g，怀牛膝30g增加至45g，20剂。嘱服用完停药观察。

之后随访3年余，膝骨关节炎病情一直稳定。

♡心悟

1.黄芪桂枝五物汤

本案主方黄芪桂枝五物汤是治疗血痹病的专方，具有补益气血、温通卫阳、散寒除痹的功效。

"血痹"是因气血虚弱、感受风邪使血行阻滞而引发的肢体局部麻木不仁或轻度疼痛为主要表现的病证。《金匮要略》第六篇开篇就阐述了血痹的病因："夫尊荣人骨弱肌肤盛，重因疲劳汗出，卧不时动摇，加被微风，遂得之。"意思是说，本就气血虚弱之人，又在疲劳汗出时受风，易患此病。之后，则描绘了血痹的脉象特征及外在表现："血痹阴阳俱微，寸口关上微，尺中小紧，外证身体不仁，如风痹状，黄芪桂枝五物汤主之。"对照上述条文，血痹的特征可概括为：肢体局部麻木不仁、易汗怕风、血行不畅、脉微。该患者双膝关节肿痛、感觉减退为痹证；怕风、肤黄、颊暗红、舌质淡嫩发紫、脉弱等都符合血痹的特征。

2. 真武汤

患者精神疲倦、膝关节肿大变形、脚肿脸浮、舌嫩苔滑，又是真武汤方证的表现。

真武汤为经典的温阳利水方，适用于以神萎倦怠、畏寒肢冷、眩悸身眴、四肢重疼、浮肿尿不利、脉沉或细弱为特征的疾病。此方用附子温阳恢复元气，白术、茯苓利水，生姜发散水气，芍药缓解肌肉紧张、疼痛。全方起到了增强新陈代谢、促进水气排出的作用。

有是证用是方，两方合用，不仅调治了双膝关节胀痛，患者的整体状态也得到了提升。如气色变亮，疲乏感明显减轻，颜面、眼睑水肿明显减轻等。

3. 合方鉴别

本案处方还需与两个常用经典合方作鉴别。

（1）防己黄芪汤合真武汤与黄芪桂枝五物汤合真武汤

二者均可治疗下肢浮肿、膝关节肿痛。从病情来看，前者更重、更肿、更痛；而后者更倾向于身体不仁（知觉减退或麻木感）。从体质来看，适用防己黄芪汤的患者，多肤色白、下半身肥满、行走蹒跚似"鸭步"，水肿通常在下肢明显而不累及颜面部；适用黄芪桂枝五物汤的人，肤色黄暗少泽或暗红，水肿常表现在颜面且轻微（本案下肢浮肿系真武汤证）。

（2）桂枝茯苓丸合四味健步汤与黄芪桂枝五物汤合真武汤

前者以瘀血为辨证基础。桂枝茯苓丸为经典的活血化瘀方，善于消解盆腹腰腿瘀血，常用于治疗以下肢疼痛、浮肿为表现的疾病。四味健步汤（怀牛膝、赤芍、丹参、石斛）是黄煌教授的经验方，主治以腰部及下肢疼痛为特征的瘀血性疾病。而本案患者虽双下肢浮肿，但触之下肢肌肉松软，无绷紧感，也无皮肤干燥、静脉曲张及脚抽筋、痔疮等明显的瘀血证据，故其病理基础为水气而非瘀血。

当然，在后期治疗中，守方的同时也加入了赤芍与牛膝，以期强化改善下肢循环、促进知觉减退的康复。

【案例二】防己黄芪汤合甘草附子汤证

患者，女，55 岁，江苏人，农村女性。体型偏胖（158cm/73kg），肤色偏黄、无光泽，眼睑略水肿，头发略白。2018 年 8 月 15 日初诊。

主诉：双膝肿痛 8 个月余。双膝肿痛右侧更甚，局部怕风冷，上下楼梯、下蹲及伸直都困难，下肢酸软，已经西医反复保守治疗半年乏效。平素易疲劳，但多年来又不得不操劳家务与农活。夏天出汗多且怕热，二便尚调，夜寐可。停经数年，生育 2 孩。既往十二指肠球部溃疡史。舌质淡，苔净，脉沉细。双下肢略水肿。

2018 年 2 月 24 日双膝关节 MRI 检查示：双膝关节内外侧半月板损伤（1~2级）、关节腔及髌上囊积液；胫骨平台关节面下小囊变。

处方：防己黄芪汤合甘草附子汤，10 剂；生姜红糖汤冲服。嘱加强保暖。

患者分别于同年 8 月 22 日、8 月 29 日、9 月 12 日、9 月 28 日复诊 4 次（基本守第一诊方，后两诊加防风 10g），双膝肿痛感觉越来越轻，能弯曲伸直；而且体力明显提升，气色变亮，又能干活了。故令其停药观察。

患者曾于 2018 年小雪节气至门诊开膏滋药，第 2 年又在同一时间来开药，诉去年服用膏滋药后至今几乎没生过病，双膝亦无明显不适。

之后随访 3 年，病情稳定。

♡ 心悟

（1）防己黄芪汤是古代治疗风水病及下肢水肿的专方。《金匮要略》载："治风水，脉浮为在表，其人或头汗出，表无他病，病者但下重，从腰以上为和，腰以下当肿及阴，难以屈伸。"使用防己黄芪汤治疗。也就是说，防己黄芪汤主治风水病，而风水病的主要表现：以腰以下水肿为主，伴下肢难以屈伸，脉浮，易头汗出。"黄煌经方"团队加以拓展，认为此方适用的人群为：形体虚胖、肌肉松弛、肤色偏白、易疲乏、汗出、易浮肿的"水肥体质"。本案患者体型胖、眼睑肿、双膝肿痛、双下肢略水肿，以及易疲乏、汗出等，均为运用防己黄芪汤方证的抓手。此方以黄芪益气固表，辅以防己通行经络、祛风除湿，白术燥湿健脾，甘草和中，姜、枣调和营卫。全方共奏益气固表、祛风除湿之功。此案也验证了该方是治疗老年退行性膝骨关节炎的首选方，临床常加用麻黄与附子加强止痛之效。

（2）甘草附子汤出自《金匮要略·痉湿暍病脉证治》，原文载："风湿相搏，骨节疼烦，掣痛不得屈伸，近之则痛剧，汗出短气，小便不利，恶风不欲去衣，或身微肿者，甘草附子汤主之。"

此方仅 4 味药：炙甘草二两、炮附子二枚、白术二两、桂枝四两。

其与桂枝附子汤、白术附子汤一起并称为"风湿三方"。三者同治阳虚不能化湿的风湿相搏证，但主治证候各有不同。桂枝附子汤主治风气偏胜，白术附子汤主治湿气偏胜，甘草附子汤主治风湿两胜；前两者仅是表阳虚，而后者则为表里之阳俱虚。此方还与另一首风湿基础方"麻黄加术汤"（寒湿在表、无汗实证）对偶而设。

本案患者是一名长期操劳农活的中年女性，虽然体胖但面色黄而无光泽，眼睑及双下肢水肿，膝关节肿痛，易疲乏、出汗，舌淡、苔净、脉沉细以及十二指肠球部溃疡史等，说明其不仅表虚，更有里虚。故选择合用甘草附子汤辛温扶阳，表里同治。

之后加用防风，主要是加强祛风胜湿止痛之力。用生姜红糖水冲服中药，主要是取矫味并和胃之用。

（3）患者分别于 2018 年、2019 年小雪节气服用膏滋药，效果奇佳；之后随访 3 年，病情稳定。联想到我在《类风湿关节炎调治案》中案例二谈到的浙江女性，服用膏方 5 年，病情亦稳定。关于膏方对痹证患者的调治作用，值得我们进一步总结经验并深入探索。

产后腿脚酸痛案

患者，女，28 岁，江苏人。体型偏瘦，皮肤纹理细腻，肤色白中泛黄。

主诉：产后腿脚酸痛 42 天。患者顺产第二胎，分娩过程中不慎受凉，随后逐渐出现腿脚酸痛，双膝以下为主，尤以足踝部冷痛为甚。易出汗，动则更甚，伴少量盗汗，怕风冷。大便溏泄，日行 2~3 次，小便色清。睡眠因夜间哺乳而受影响，体力一般，精神一般，情绪尚佳。既往体健，否认慢性病史及其他病史。舌质嫩，薄黄腻苔，苔面滑，唇暗，脉沉细。

处方：桂枝新加汤加葛根、防风、浮小麦，7 剂。

药后腿脚酸痛明显好转，但足踝部冷痛未减轻，侧躺时半身仍出汗，大便转干，日行 1 次。血常规检查提示轻度贫血。

处方：守上方加制附片 5g、肉桂 6g。7 剂，水煎服，每剂服用 2 天。

第三诊诉腿脚酸痛进一步减轻，足踝部冷痛亦减轻，偶有膝痛，汗出减少。昨日开始头痛明显、搏动感强。大便1~2天一次，偏干。舌质嫩，苔净，唇暗减轻。

处方：予第二诊方，改炒白芍为生白芍20g，以改善大便干结。7剂，水煎服，每剂服用2天。

第四诊时肤色明显变亮白，腿脚酸痛及足踝部冷痛基本消失，精神状态好转，偶出汗。

处方：守第三诊方，7剂，每剂服用2天。嘱防风寒、勿劳累，服完可停药观察。

💗 心悟

（1）患者体型偏瘦，皮肤纹理细腻，肤色白；舌质嫩、苔滑，唇暗，脉沉细。这是较为典型的桂枝体质。桂枝体质患者使用桂枝类方的概率更大，故应优先考虑桂枝类方。

（2）本案主方为桂枝新加汤。《伤寒论》第62条载："发汗后，身疼痛，脉沉迟者，桂枝加芍药生姜各一两人参三两新加汤主之。"本案患者因分娩气血亏耗而又感受风寒导致下肢酸痛，加之易汗、脉沉细，恰与条文完全吻合。

当代中医大师刘渡舟先生在《刘渡舟临证验案精选》中也有"产后身痛案"。他认为，本方（桂枝新加汤）调中有补，且补而不滞，临床用于发汗后，或妇人经后、产后，或老年人气血亏虚之身体疼痛、麻木等病症，具有较好的疗效。我在多年的临证中，还曾运用此方治疗冬日意外掉入水坑后身痛者、防疫针接种后身痛者，效果都很好。正是这样的不断尝试与取效，不断刷新着我们对经方的尊崇与热爱！

（3）第二诊加用附子，即合用了桂枝加附子汤。第一诊后患者脚酸明显好转，而足踝部冷痛未减轻，提示了患者阳气的虚馁，附子不仅可以补火助阳，还可散寒止痛，主治脉微细及痛证，为不二之选。葛根主治项背强痛、下利而渴者，故加之而协同止痛。

（4）桂枝体质者的产后痹证，通常伴有关节疼痛、恶风怕冷、易汗出等症，临床多会用到桂枝加附子汤、桂枝加龙骨牡蛎汤、更年方（前两方合方加淫羊藿、巴戟天、当归）、桂枝芍药知母汤、当归四逆汤、黄芪桂枝五物汤和桂枝新加汤等方。这七首方需要鉴别使用，当然也常有合方的机会。

①桂枝加附子汤：常用于疼痛突出，且怕冷明显者。

②桂枝加龙骨牡蛎汤：常用于伴有神经、精神类症状者，如失眠、心慌、心动悸等。

③更年方：常用于病情严重、病程迁延已久，或年龄偏大者。

④桂枝芍药知母汤：常用于关节肿痛明显，神萎面暗，浮肿倾向者。

⑤当归四逆汤：常用于身体冷痛、手足冰冷、脉细者。

⑥黄芪桂枝五物汤：常用于桂枝与黄芪体质兼夹者，即体型偏胖、肌肉松软者。

一例严重的妊娠恶阻案

近期碰到一位严重的妊娠恶阻女性，因疗效奇佳，故录之。

患者28岁，由丈夫、父母、公婆5人推车进入诊室。其肤白瘦弱，个子不高，发黑偏少，发际线很高，头发贴着头皮，一脸痛苦的表情，感觉十分糟糕。家人的脸上也写满了担心。

主诉是孕3周出现严重的恶心呕吐、纳差无法进食，伴头晕，体重从40kg锐减至33kg。已在当地某西医院妇产科住院诊疗，经过一系列的输液治疗（补充电解质、能量等），目前胎儿尚可，患者却仍无法进食，食入即吐，呕吐物为进食之物，大便干燥、数日未解。经他人推荐，至我处求治。

"我对你有信心！"蜷坐在凳子上的患者一手拿着塑料袋，一手撑着诊疗桌，虚弱又紧张的声音传过来。"那就好，不要担心，做妈妈会辛苦些，要尽量放松些！"我语气轻柔地对她说道。

患者肤色苍白，手足冰冷，舌质暗淡，舌体偏胖，脉象细弱，既往无其他病史。我当即选择了《金匮要略》的大半夏汤原方，3剂。

10天后，该患者左手拎着塑料袋，由门外走入诊室内坐下。我稍愣了一下，她赶紧说："我吃了2剂药后就不吐了，因胃口突然太好，一下子没控制住，吃了太多东西，就开始胃痛，也伴呕吐，呕吐物皆为清水。"接着她开始自责，说道："大便较前好转，本来体重已经上涨1kg，这下又回到33.7kg。近2日又至西医院妇科输液治疗，主要是补钾等电解质。"她舌质偏暗，舌体偏胖，手足变温、有些汗，额头也有少许汗，气色看上去比第一次好转。我思索片刻，写下五苓散原方，5剂，用米汤冲服，告诉她不可贪食且少饮水，亦不要太紧张。

7天后，患者由其丈夫陪同，笑眯眯地走进诊室。她告诉我："晨起胃部略有不适，偶吐酸水，余均正常，胃纳佳，大便正常，体重已上升至38.3kg。今天是来巩固疗效的。"说完脸上挂着灿烂的微笑。我发现她的舌质明显变红了，舌体也没那么胖了，故给予二诊方5剂备用，若无不适可不服。

1个月后，患者的丈夫及其母亲分别前来看诊，要求调理体质，并告诉我患者状态不错，吃嘛嘛香，大便、睡眠也不错。

关于这个案例，我首先要强调的是，因为有了西医的保障，我们运用中医药施治就少了后顾之忧。故我经常告诫学生："他山之石，可以攻玉，只要对患者有利，我们要愉快地接受。"

本案所用的大半夏汤出自《金匮要略》，药味简单，仅半夏、人参、蜂蜜3味药。原文载"胃反呕吐者，大半夏汤主之"，此方可和胃降逆、补虚润燥，患者食入即吐、消瘦乏力及怕冷、大便干结等均为使用该方的抓手。该方的点睛之笔是蜂蜜的使用，半夏得人参、白蜜，则不燥而专行降逆之功。但要特别提醒：现代药理研究认为，半夏有抗早孕的作用，故临床上早孕女性要慎用，若用则中病即止，其用量勿大，且需姜制。

第二诊、第三诊选用的五苓散更是临床中医师的高频、高效方。我曾多次使用此方，其在治疗带状疱疹、眼病以及保肝、调理内分泌和代谢性疾患等方面都有独特优势。但五苓散首先是一首治疗水逆病的专方，包括吐水、水泻、水胖等各种水液代谢紊乱症状，急性胃肠炎、妊娠呕吐、醉酒呕吐、幽门狭窄、新生儿呕吐等出现水逆，皆可运用此方治疗。该患者在运用大半夏汤2剂后症状缓解，然而由于进食太猛，加上补液导致水液内停而出现吐水，故选择五苓散来专治水逆，而不是死守大半夏汤。这恰恰是谨遵医圣张仲景《伤寒论》的谆谆教诲——"观其脉证，知犯何逆，随证治之"！

顽固胃胀调治案

胃胀、胃痛的治疗，说起来似乎很简单：先做个胃镜，再做个B超、心电图排除胃邻近器官的问题，如胆石症伴胆囊炎、慢性胰腺炎、慢性肝炎、心绞痛等。然而总有一些胃病，虽然诊断很明确，西医就是无法治愈。这种情况，中医有何妙招？

我们来看一个有意思的案例。

患者，男，31岁，已婚，现役爆破专家。2017年4月8日初诊。

形貌：中等身材偏胖，营养状态不错，半夏眼（双目有神，且多为双眼皮、大眼睛），眼睑略浮肿，肤色偏暗。

主诉：饭后饱胀伴口水多半年余。

病史：近半年来常觉饭后饱胀，胃口好，但不敢多食，无嗳气、反酸；口水多，又易口干舌燥，口气重；大便日行3次，质软，时不成形，小便可，睡眠可。已口服多种西药，均乏效。

查体：舌质暗淡，舌边齿痕多，舌体偏胖，苔净。腹部略膨大、软，按压无压痛。

实验室检查：近期胃镜示浅表性胃炎；幽门螺杆菌（+）。

处方：八味通阳汤加红枣、干姜，7剂。浓煎21袋，每袋100ml，每日2袋。并嘱忌食海鲜、冰冻食物及控水等。

1周后复诊，患者饭后饱胀感已明显减轻。继续予原方治疗，前后共服此方20剂。

患者饭后饱胀感消失，口水变少，口干减轻，口气减轻，大便日行1~2次，质软，但成形。并诉腰围变小、体重减轻3kg、眼睑浮肿改善，患者很开心。

后记：出乎意料，6月10日患者又来复诊，他自我检讨说："前一阵喝过2次大酒，又吃过一次冰镇西瓜，不适感卷土重来。"我补充说："还与近日进入梅雨季节有关。"仍用原方治疗，并嘱咐不要知错而行。

♥心悟

（1）西医久治不愈，中药为何取效迅速？因为方人相应、方证相应。患者中等身材偏胖，营养状态可，半夏眼，饭后饱胀半年，纳佳，但不敢多食，是个半夏体质，这是半夏厚朴汤方证；口水多，易口干舌燥，口气重，大便日行3次，质软，时不成形，舌暗淡，边齿痕多，舌体偏胖，苔净，腹部略膨大、软，按压无压痛，这是五苓散方证。八味通阳汤正是半夏厚朴汤与五苓散的合方，是全国名中医黄煌教授的高效经验方，半夏体质、半夏厚朴汤方证、五苓散方证，"方－病－人"三角俱应，故疗效甚佳。

（2）八味通阳汤可化痰理气、通阳利水，故其所治多因"痰气""水饮"致病。因此，要彻底治愈此类疾病，忌口也非常重要。医嘱中，忌食海鲜、冰冻食物以及控水和浓缩药汁等，都是为了减少"水饮""寒饮"的摄入而考虑。患者1个月后因过量饮酒、吃冰镇西瓜、梅雨季节再次发病，也验证了这一点。"授人以鱼，不如授人以渔"，这也体现了医患沟通的重要性。

（3）之前的医案反复运用过半夏厚朴汤、五苓散，我们应该都已熟悉。大家发现了吗？疾病虽层出不穷，我们只要抓准某些证，对证用方、方证相应，就能取得佳效；如果体质也与方相符，达到方人相应，便能效如桴鼓了。此案患者虽是因胃病求治，但中医治疗的不仅仅是他的胃病，而是一个湿气重、痰气交阻的患了胃病的人。此类人亦可患泄泻、眩晕、心悸、水肿等各类疾病。由此可见，中医的立意之高，令人肃然起敬。

需要再次强调的是，在中医优势病种中，中医疗效虽遥遥领先，但这并不意味着贬低西医。西医、中医各有所长，"他山之石，可以攻玉"。作为一名现代中医，必须熟练掌握西医学知识，学会取长补短、为我所用，才能更好地为患者服务。

肠系膜淋巴结炎诊治一得

近些年来，我诊治了较多的肠系膜淋巴结炎的患儿，疗效不错，现与大家一起交流、探讨。

诊断方面，主要依赖临床表现与彩超。较典型的表现是多发于感冒后的腹痛，以脐周为主，有时部位在右下腹，可伴有发热，时伴恶心，常无腹泻。血常规示白细胞及中性粒细胞明显偏高，C反应蛋白及血沉轻至中度升高。彩超可发现肿大的肠系膜淋巴结，有时需与阑尾炎相鉴别。

西医治疗主要采取抗感染及解痉对症处理，一般需要一周的治疗时间。在确诊后立即进行中西医结合治疗，不仅可以减少治疗天数，而且可以明显提高疗效，使患儿尽快恢复健康。

中医药治疗采用的是八味解郁汤加连翘、薄荷、桔梗、白芷。3~5剂就可以完全缓解腹痛，使发热退、胃纳增。此时，复查血常规、C反应蛋白及血沉一般均已恢复正常。

临证中发现此类患儿的一些共性：体质偏热性，肤白、唇红为主。若在感冒初期，可使用小柴胡汤合除烦汤加减。但一旦出现腹痛，则转为加味解郁汤证。各位同道不妨一试。

聊聊便秘的苦恼

谁没体会过便秘的苦恼呢？

作为一名中医师，几乎每天都会遇到因便秘前来求诊的患者。听着患者絮絮叨叨地讲述着便秘带来的痛苦，不禁感慨：肠道健康真的是人生中很重要的一件事！难怪有人戏称：人生幸福三要素就是吃得下、拉得出、睡得香。

以下三种情况都可视为便秘：大便秘结不通，或排便间隔时间延长，或虽有便意但排便困难。

什么原因会导致便秘？

便秘常常是各种急慢性疾病中的一个症状。发生便秘时，我们首先要排除器质性便秘，即排除肠道以及肛周病变。此时，西医学检查就非常必要了。可以视病情行结肠镜、直肠镜或排便造影，必要时行小肠镜甚或胶囊肠镜等，以明确诊断是否存在肠道息肉、溃疡、肿瘤、克罗恩病或直肠脱垂等问题。当然，必要时还要依据病理切片确定息肉、肿瘤的性质。

中医望闻问切四诊非常重要，而胃肠镜正是望诊的延伸。我经常提醒年轻中医师，"他山之石，可以攻玉"，在你绞尽脑汁地辨证论治而取效甚微时，明确西医诊断为上上策。现代中医必须要有扎实的西医基础，才能更好地成为一位"明医"，甚至"名医"。

排除肠道疾病因素后，还要考虑全身性疾病的影响，如糖尿病性胃轻瘫、帕金森病、脑血管意外、肾功能不全等。如果存在上述疾病，原发病的治疗与通便往往相辅相成：一方面，原发病的治疗对通便非常重要；另一方面，通便又有利于原发病的治疗。此时，中医药的整体调治就显示出了独特的优势。

接下来，还要考虑功能性便秘。这类便秘与年龄的增长、不良生活习惯、精神心理因素、滥用药物等方面均有关。这也是我们要重点关注的内容。

如何解决便秘问题？

（1）加强胃肠蠕动。"葛优躺"、捧着手机"摆烂"、缺乏运动都会减缓肠蠕动。加强运动，比如散步、快走，或按摩腹部都有利于肠蠕动。

（2）培养良好的排便习惯。养过宠物的人都明白，小动物规律地排便对动物自身以及铲屎官都有着重要意义，原理就是巴甫洛夫的条件反射理论。

（3）合理、均衡的饮食。

（4）不滥用泻药。长期使用蒽醌类泻剂（包括中药大黄、番泻叶、芦荟，以及中成药麻仁丸、芦荟胶囊、龙荟丸、一清胶囊等）和顽固性便秘者易导致大肠色素沉着症，即俗称的大肠黑变病。此病虽是非炎性、良性可逆性病变，但易并发大肠息肉或大肠肿瘤。所以，服用上述泻剂一定要遵医嘱、短期使用。方证相应才是中医永恒的原则，同时还要积极治疗原发疾病（如前述的糖尿病、帕金森病、脑血管意外、慢性肾功能不全等）。

那么，中医药如何治疗便秘呢？当然是辨证论治——首辨虚实，再辨寒热、气血、阴阳等。

实性便秘较常见。其中，最常见的是肠胃积热型，即热结便秘。此型患者应酬较多，属于典型的"吃货"，老百姓称之为上火或食积，故采用攻通、清热泻火的方法就可以解决。市面上治疗便秘的药品基本是这类。但要注意的是，该类药物不能长期使用，以防耐药以及大肠黑变病。同时，要注意饮食必须清淡，多吃富含纤维的食物，加强运动等。

实性便秘中另一种常见的类型是气滞型便秘。此型患者易怒、易郁闷，胃肠动力不足，常伴失眠、嗳气频频、腹中胀痛、得矢气则舒等症状，即肝气郁滞或肝郁化火。故在临床上常采用疏肝理气解郁之法，比如六磨汤、解郁汤、越鞠丸等，服药的同时也要注意调控情绪。饮食上，尽量少吃各种豆类和豆制品及含淀粉量高的各种食品，适量多吃萝卜、陈皮、梅子等。

虚性便秘包括气虚便秘、血虚便秘、阳虚便秘、阴虚便秘。"虚则补之"，这类便秘就要用补益的方法，最忌攻下，若误用清热泻火通便之法，不仅便秘得不到改善，患者的体质还会下降。所以，一定要辨清便秘的类型，对证用方，即能取效。

举个例子，我父亲退休前一位同事的妻子。患者中年女性，苦于便秘，易乏力，面白，易头晕眼花，舌质淡红，脉细，这明显是虚性体质。之前经常服用市面上流行的通便药，有一定的疗效，但之后便秘更甚，乏力、头晕加重，后来至我处求诊。我诊断为血虚便秘，是因月经量过多而导致的缺铁性贫血影响了排便。我开了一张养血、补气、调经的中药处方，另加口服多糖铁、叶酸治疗；饮食上，建议多食动物内脏以及猪肉、牛羊肉、猪蹄、鸡爪等。1个月后，患者气色红润、体质提升、便秘改善。

这是一个较典型的中西医结合治疗案例。不用泻药而用补药来解决便秘，更展示了中医治疗的整体性与个性化理念。西医重视的是病，中医更重视生病的人，二者取长补短，造福患者，这才是中西医结合的真谛！

便秘调治案

【案例一】当归芍药散证

患者，女，25岁，未婚。肤色偏黄，少光泽，体型中等，上半身瘦、下半身稍胖。身高162cm，体重65.2kg。2018年5月17日初诊。

主诉：便秘2年余。

患者近2年来便秘，2~3天一行，偏干难解。便前有腹胀，偶有腰酸，矢气较少。月经尚调，行经前两天血块多，食用冰冷之物易痛经。纳可，眠可。无其他病史。舌质淡暗，舌体胖，苔净。末次月经5月16日。

处方：当归芍药散合枳实芍药散，7剂。

2018年6月7日第二诊：药后大便明显好转，1~2天一行，较为通畅，停药后大便依然通畅。

处方：守第一诊方，7剂。

2018年6月15日第三诊：大便每日一次；月经6月14日至，痛经较轻，月经前两天的血块变少。气色好转，体重无变化，但同事都说她变瘦了，特别是脸变小了，患者很开心。

2018年8月2日第四诊：大便易解，1~2天一行，矢气变多，7月14日至18日行经，痛经明显减轻，经色变亮，腰围及下半身体型变苗条，气色好转。

继续守第一诊方，10剂，吃吃停停。

♥心悟

（1）当归芍药散出自《金匮要略》，此方治疗"妇人怀娠，腹中疗痛"及"妇人腹中诸疾痛"。可见，它是一张养胎方，也是妇人病常用方，具有养血疏肝、健脾利湿、止痛安胎之功效。

此方由三味血分药（当归、芍药、川芎）与三味水分药（茯苓、白术、泽泻）组成。因此，它不仅仅是孕妇及妇人病方，也是治疗血水同病的专方，凡属血水同病之证，皆可应用。如以腹痛、出血为表现的妇科疾病：痛经、闭经、不孕症、功能失调性子宫出血等；以浮肿、腹泻为伴随症状的围产期女性；胎位不正、先兆流产、妊娠高血压综合征等；以面色黄、浮肿为表现的免疫性肝病、慢性肝炎、桥本甲状腺炎、缺铁性贫血等；以伴有月经量少、腹泻为表现的痤疮、黄褐斑、脱肛、痔疮、便秘等。

（2）当归芍药散的适用人群有如下特征。

①面色发黄、缺乏光泽，皮肤干燥，或眼圈发暗，颜面多斑或红斑丘疹。

②易疲劳：有明显的疲劳困乏感，眼易干涩。

③水湿停滞：颜面部或双下肢轻微浮肿；易腹泻或大便不成形，或便秘，或腹痛，或腹胀。

④月经衰减：月经量少或闭经，或性欲减退。

同时，当归的药证也是重要的辨证抓手。

黄煌教授的《张仲景50味药证》中如是说：当归主治妇人腹痛。其腹痛的部位多在少腹；其疼痛多为刺痛、绞痛、急痛，且疼痛的程度较重；其腹痛可牵引至腰背部，且多与妇人的月经、胎产有关，即月经期、围产期、产后的少腹痛，大多属于当归证。

本案患者肤色偏黄、少光泽，体型中等，上半身瘦、下半身胖；便秘2年，伴腹胀、腰酸；月经血块多，食用冰冷之物易痛经；及舌质淡暗、舌体胖、苔净等，无论是肤色、体型，还是主症与伴随症状，都与当归芍药散证相吻合，即"方－病－人"相应，故取效迅速。治疗便秘一定要抓住体质特征，疗效才会稳定、持久。

（3）患者虽因便秘求诊，却在治愈便秘的同时，痛经与经期血块的问题也得到明显改善。更让患者惊喜的是，其美容、美体之功效：气色好转，脸型变小，腰围及下半身变苗条。一方面，说明用方准确；另一方面，也验证了当归芍药散除了围产期保健外，还有确切的调经、润肤及美容作用。

（4）本案合方枳实芍药散，该方出自《金匮要略》。方如其名，仅由两味药物组成，具有行气散结、和血止痛的功效。本案合用，主要是为了加强理气之功效，改善便秘。

【案例二】当归建中汤证

同学的母亲，77岁。皮肤白皙，身材中等偏瘦，胆小。平素有严重的神经衰弱，一会儿失眠，一会儿胃胀，一会儿肉跳、脚抽筋。我经常投予龙牡温胆汤或合用半夏厚朴汤，疗效颇佳。

今年年初，阿姨开始出现大便难解，每次必用开塞露，大便初干后稀，至今已有2个月余，且伴腹胀、腹痛，焦虑加重，满脑子都是便秘的事。

考虑阿姨是个桂枝体质，根据便秘的病情，先后投予解郁汤加桂、厚朴七物汤后，便秘依旧，仍腹胀、腹痛不适，且气色变差、体重减轻。于是再仔细问诊，发现她饮食非常清淡，怕上火，荤菜几乎不碰。舌质淡，苔净，舌体偏软，脉细。

我立即改变思路，投予当归建中汤7剂，并建议放宽饮食。

1周后复诊，阿姨气色转佳，诸症改善，体重增长了0.75kg。阿姨非常开心，我更开心。

♥ **心悟**

（1）当归建中汤出自孙思邈《千金翼方》，载："治产后虚羸不足，腹中疾痛不止，吸吸少气，或若小腹拘急挛痛引腰背，不能饮食。"宋代官修《太平惠民和剂局方》进一步扩大了本方的主治范围："治妇人一切血气虚损及产后劳伤，虚羸不足，腹中疼痛，吸吸少气，少腹拘急，痛引腰背，时自汗出，不思饮食。"也就是说，凡属血气虚损者均可服用此方补血填精，不必限于产妇。

本案在前期治疗无效后转用此方，着眼点在于年老体弱与过度素食，这两个因素导致患者中气失健、脾胃虚弱，不足以生血。其便秘应当属于虚性便秘，故选用当归建中汤温健中阳，以养血补虚、和营通便。

（2）患者皮肤白皙，中等偏瘦身材；舌质淡，苔净，舌体偏软，脉细，这是比较典型的桂枝体质。所以，在最初选择解郁汤疏肝理气消滞时，依然考虑了体质因素，加入了桂枝。厚朴七物汤也是用于桂枝体质的温通之方，但为何患者服用了这两个方后却无效，反而气色变差、体重减轻？犯了虚虚之戒罢了，其人本虚，还用行气、泻下的方法，只能让患者更虚。重新评估患者病情，改变思路后，用当归建中汤仅一周，便气色转佳，诸症改善，体重增长了0.75kg。这再一次证明，只要方证相应，便会发生质的飞跃。

（3）本文开头提及的龙牡温胆汤、半夏厚朴汤，是针对患者的"不定愁诉"：一会儿失眠，一会儿胃胀，一会儿肉跳、脚抽筋，这是单纯的对病治疗。这两个方有明确的抗抑郁、抗焦虑以及显著改善躯体症状、稳定情绪等作用。需要强调的是，对病治疗时必须中病即止，不可长期服用。

【案例三】厚朴七物汤合麻子仁丸证

患者，女，24 岁，未婚，江苏人。肤色白，体型中等，身高 173cm，体重 73.6kg，颜面零星痤疮。2024 年 9 月 27 日初诊。

主诉：顽固便秘伴便前腹部胀痛 15 年余，加重半个月。

患者 8 岁开始出现便秘，基本 1 周排便 1 次，伴便前腹部胀痛，排便费力，大便偏干呈羊屎状，矢气不多。近半个月来便秘加重，无便意，严重时 10 天才排便 1 次，排便前有明显坐卧不安感；胃纳可，多食则胀；月经常提前 2~10 天，伴痛经，经前稍有乳胀；易口腔溃疡发作，小便调，睡眠可。舌质暗淡，苔薄黄腻，脉缓。双侧扁桃体 I 度肿大。

处方：予厚朴七物汤合麻子仁丸，12 剂。并嘱均衡饮食、加强运动。

2024 年 10 月 22 日第二诊：服药后人变舒服。初始大便每日一行，1 周后 3~4 天一行，矢气明显变多；晚上肚子咕咕叫，无胃胀，口腔溃疡好转，舌苔变干净。

处方：守第一诊方 14 剂，每日 1 剂与半剂交替服用。

2024 年 11 月 8 日第三诊：大便 2~3 天一行，有便意，大便干结变软，易解，腹部无胀痛不适感；脸上痤疮明显变淡，无口腔溃疡。患者还特别提起：痛经明显减轻，月经也不提前了，心情变愉快了。

处方：守第一诊方 14 剂，每日服用半剂。继续注意饮食与运动。

♡ **心悟**

（1）厚朴七物汤出自《金匮要略·腹满寒疝宿食病脉证治》，载："病腹满，发热十日，脉浮而数，饮食如故，厚朴七物汤主之。"本方由桂枝汤去白芍，再合厚朴三物汤而成。关于此方的功效，当代山西经方家赵明锐先生在其《经方发挥》一书中阐述得非常精辟：①按本方的药物作用来分析，是以桂枝汤来解外感之风寒表邪，厚朴三物汤来攻在里之实结，为解表攻里之双解之剂。②本方之妙，并不是单纯治疗腹满兼有表证者，凡因寒、热、湿滞，粪便排出不畅，肠中积气所造成的腹部胀满，厚朴七物汤皆可治疗。因为桂枝汤除解表之外，还有温中、通阳、祛寒之功，只要加大桂枝的用量，就可使较为寒凉的泻下剂变成温性的、行气除滞的泻下剂。

本案患者自幼便秘至今，7~10 天的排便周期，伴便前腹部胀痛、排便费力，近期加重使得排便前有明显的坐卧不安感，正是粪便排出不畅而形成肠中积气所致；面部零星痤疮、易口腔溃疡则是腹中浊气上逆所致；舌暗淡、脉缓是典型的桂枝汤舌脉特征。因此，患者虽无表证，依然可以运用厚朴七物汤，方证相应，自然起效。

（2）麻子仁丸出自《伤寒论》，由小承气汤加麻仁、杏仁、芍药、白蜜组成。该方为润下剂，具有润肠泄热、行气通便的功效，主治肠胃燥热之脾约便秘证。临床常用于治疗老年人肠燥便秘、习惯性便秘、产后便秘、痔疮术后便秘等属胃肠燥热者。本方最典型的抓手是大便干结、小便频数。本案患者虽年仅24岁，却便秘日久，大便干结如羊屎状；胃纳可，月经易先期，口腔溃疡易发作，苔薄黄腻说明为肠胃燥热之便秘，符合麻子仁丸的方证特点。

（3）厚朴七物汤合用麻子仁丸是笔者临床治疗便秘的常用搭配，治愈者甚多。运用该组合时，需要根据情况进行药物调整，掌握好桂枝的用量，大黄也可减量甚至不用。呕者加姜半夏，寒多者加生姜，气滞较重者可选加佛手、木香、香附、青皮、陈皮等。

（4）本方的服用方法也需关注。顽固便秘的治疗宜循序渐进，特别是病程较久的，一般采取柔攻，取效后逐渐减量直至停药。因为长期使用蒽醌类泻剂（包括中药大黄、番泻叶、芦荟，以及中成药麻仁丸、芦荟胶囊、龙荟丸、一清胶囊等）会导致大肠色素沉着症，即俗称的大肠黑变病，大肠功能的恢复需要较长时间。另外，加强运动以增强胃肠蠕动，培养良好的排便习惯，合理、均衡的饮食同样重要！

泄泻调治案

【案例一】葛根芩连汤证

患者，男，35岁，未婚，生物学博士，江苏人，在苏州工作。又高又瘦（180cm/67kg），肤白，面有油光，眉发乌黑。

主诉：泄泻数年。

数年来，大便日行2~3次，第一次成形，后不成形，且憋不住；便前无明显腹痛，饭后即有便意。数年来体重逐渐减轻，检查结肠镜无异常，曾在他处就医，口服西药（调节肠道菌群药或抗生素等）偶尔略有效，停用则无效。胃纳可，口气重，夜寐可。无其他病史。唇红，舌质红，苔略腻。

处方：葛根芩连汤加广木香，10 剂。并嘱清淡饮食。

第二诊：大便日行 2 次为主，成形度变好，肠滑不禁的感觉减轻，口气减轻。舌脉同前。

处方：第一诊方加肉桂，5~2 服法。

第三诊：大便日行 1~2 次，1 次为主，矢气较多，饭后便意感消失，口气清新，体重增长 1kg。

处方：守第二诊方，14 剂，5~2 服法。嘱服完停药观察，继续清淡饮食。

后随访 2 年，病情稳定，体重增加。

♥ 心悟

（1）葛根芩连汤出自《伤寒论》，仅葛根、黄连、黄芩、生甘草 4 味药，是治疗热利的神妙良方。本例患者体型虽瘦，但脸有油光、口气重、唇红、舌质红、苔略腻，皆为热象，故判为热利。即便伴体重下降，也不是急性肠胃炎，仍毫不犹豫地选择葛根芩连汤，方人相应，疗效凸显。

（2）葛根芩连汤的第一大适用病症就是以腹泻为表现的疾病。如急性胃肠炎、细菌性痢疾、肠伤寒；以及儿科麻疹、病毒性肺炎、流行性乙型脑炎、流行性脑脊髓膜炎、流感等并发有小儿中毒性肠炎者；也常用于糖尿病腹泻、醉酒以及酒后腹泻。现代实验研究也已证实，葛根芩连汤有广谱抗菌作用，尤其对大肠埃希菌、痢疾杆菌和伤寒杆菌的抑制力较强；还有抗病毒、降温、止泻等作用。

（3）近代江阴经方大家曹颖甫先生的一则医案及案文甚佳（《经方实验录·附列门人治验》）。

李孩，疹发未畅，下利而臭，日行 20 余次，舌质绛而苔白腐，唇干，目赤，脉数，寐不安。宜葛根芩连汤加味。

粉葛根（六钱） 细川连（一钱） 怀山药（五钱） 生甘草（三钱） 淡黄芩（二钱） 天花粉（六钱） 升麻（钱半）

曹颖甫先生原按：李孩服后，其利渐稀，疹透有增无减，逐渐调理而安。湘人师兄亦在红十字会医院屡遇小孩发麻疹时下利，必治以本汤，良佳。又有溏泄发于疹后者，亦可以推治。

上按之后，曹颖甫先生还论及：麻疹之利属于热者，常十居七八；属于寒者，十不过二三。故宜于葛根芩连汤者十常七八，宜于理中汤或桂枝人参汤者十不过二三。一或不慎，误投汤药，祸乃立至，可不畏哉！这段话告诉我们，临床治疗泄泻一定要进行准确的鉴别诊断。

（4）葛根芩连汤应与以下几个治泻方剂进行鉴别。

①桂枝人参汤：二者均治下利兼表证未解。葛根芩连汤证为表里皆热，以邪盛为主；桂枝人参汤证为表里皆寒，以正虚为主。

②理中汤：两方均治下利。葛根芩连汤治疗实热利；理中汤治疗虚寒腹胀、腹泻，是经典的温中祛寒方。

③葛根汤：两方均治下利。葛根汤证为邪气在表，而影响于里，故用桂枝汤加葛根、麻黄，以解表为主，表解则利止；葛根芩连汤证虽然也可有表邪未解，但以里热为主，故重用葛根配黄芩、黄连表里兼治，而着重清解里热以止利。

④黄连汤：两者均为运用频率较高的治泻经方。葛根芩连汤为清解之剂，治疗纯热无寒之证；黄连汤为寒温并用的胃肠调理剂。

（5）在治泻方面常用加味药：加木香，即为有名的香连丸，用以清热化湿、行气止痛，与葛根芩连汤共治泄泻；加制大黄以加强解毒清热之效；加姜半夏以治心下痞、恶心呕吐等。

当然，葛根芩连汤不只是治疗热利，关于此方的其他重要治疗应用，本文不作讨论。

【案例二】附子理中汤合苓桂术甘汤证

患者，男，38岁。形体中等偏瘦，皮肤白，脸部潮红。

主诉：大便稀黏伴腹胀3年余。

近3年来，患者大便每天1~2次，不成形、质黏腻、味臭，时有腹胀，乏力，头昏以前额为主，胃纳可，小便尚调，夜寐可。多次经中西医治疗，但效果不满意。幼时嗜食冰冷之物，有急性肝炎、胆囊息肉病史。舌质暗、胖大、齿痕明显，舌苔腻白，脉细。腹平软、无压痛，双下肢无水肿。2年前肠镜检查示：未见明显异常。

处方：附子理中丸加桂枝、肉桂，14剂。并嘱平时多食山药，忌海鲜、冰凉之物，勿受凉，少饮水。

第二诊：大便每日1~2次，第1次成形，第2次仍不成形、黏腻，腹胀未作，头昏好转，乏力改善，纳眠可，小便调。舌脉同前。

处方：上方加苍术、茯苓，20剂。

第三诊：大便每日1次为主，第2次较前成形，黏腻好转，头昏偶作，精神状态改善，胃纳可，小便畅，夜寐可，时有盗汗。舌质暗较前好转，舌略胖、边有齿印，舌苔薄白，脉细弦。

处方：第二诊方制附片加量，20剂。

第四诊：大便每日1次为主，时不成形，胃纳可，小便可，夜寐可。舌质变红，舌胖不明显，边有齿痕，舌苔薄黄，脉细弦。

处方：除口服上方汤药外，另加服附子理中丸9g，每日2次。

第五诊：大便日行1次，偶不成形，精神状态可，纳眠佳，小便调。

处方：附子理中丸，每次6g，每日3次。症状加重时加服第三诊处方的汤药，服完可停药观察。

♡心悟

（1）此案主方有二：附子理中汤与苓桂术甘汤。

附子理中汤具有补虚回阳、温中散寒的功效，临床被广泛用于治疗虚寒性的胃肠病，其中就包括了泄泻。它不仅能改善胃肠功能，还能加速血液循环、促进新陈代谢。

本案患者幼时的急性肝炎病史及嗜食冰冷史，导致脾胃中阳受损，是其形体偏瘦、大便异常的重要诱因；而大便稀、易乏力头昏、舌暗胖大、齿痕明显、腹软无压痛以及舌脉等表现都是一种"中脏虚寒"的状态。这样的人，恰是附子理中丸的适用人群。

苓桂术甘汤为古代治疗水饮病的专方，有利水、定悸、通阳等功效，也是治疗"水桂枝"体质之人泄泻的主方。本案患者头昏、颜面潮红为气上冲的表现，加之肤白，正是桂枝体质的特征，而大便稀、舌暗胖、齿痕严重、舌苔腻白又是水饮内停的表现。"水桂枝"人又得了泄泻，当然可选苓桂术甘汤。

两方合用，效如桴鼓。本案也提示了，治疗顽固性泄泻，附子理中丸合用苓桂术甘汤为不二之选。

（2）我想强调的是，患者自幼嗜食冰冷，折损中阳，且病程较长，故调治时间及随访时间也需较长。此外，之所以在第四诊时加服附子理中丸，第五诊时嘱症状加重时加服第三诊处方的汤药，是因为慢性病的治疗不是一蹴而就的，有出现反复的可能。同时，忌食生冷、少饮水等忌口方面的日常调护也非常重要。

（3）后记：患者于4年后又来求诊，诉3个月前因胆囊息肉而行胆囊切除术，之后开始泄泻伴大便前腹痛、晨泛酸水、饭后易上腹饱胀、乏力、体重下降明显、小便不尽感。自服附子理中丸，大便改善，但感到口干、乏力，故求治。我处方乌梅丸，治疗半年，诸症好转而停药。这也说明，"方－病－人"三角是个不断变化的动态过程，疾病发生了变化，或者人的体质改变，方也必然随之改变。

调体减肥，事半功倍

减肥难吗？当然难，难倒了多少英雄好汉！

因为无论采用哪种方法，首先必须自律，管住嘴巴，控制摄入量；迈开双腿，加大消耗量。这是减肥的根基，无论有多少种减肥方法，这两条都不能被忽略。更何况，年龄越大，机体的代谢率越低，减肥也就越难。

那么，我们还有机会吗？当然有，调理体质可以大幅度改变我们的身体状态。

情形之一：月经后期、闭经或者多囊卵巢综合征（PCOS）的患者，一旦辨证为寒湿体质，运用宋代《太平惠民和剂局方》的名方五积散来调治，就会发现，在月经规律的同时，体重也神奇地降了下来，而且是以7.5~15kg令人震惊的幅度下降。这不是个案。

情形之二：体重过100kg的男性患者来求诊，因疲惫、头昏且肥胖为主诉，四诊后，发现其根本病因是中重度睡眠呼吸暂停综合征。治疗这种病，除了夜间装置医用器具外，最重要的是减肥。此类患者往往是"水胖子"，我用金元医家刘河间《黄帝素问宣明论方》中的桂苓甘露饮予以治疗，除体重大幅下降外，患者整体各方面都发生了翻天覆地的变化。

中医药取效的关键是针对体质用方。寒湿体质者用五积散，再加上一定的忌口，例如忌食海鲜、冰冻食物以及控水等，效果满意。湿热并存的"水胖子"则用桂苓甘露饮，病程中控水也是必须的。当然，肥胖绝不只有这两种类型。

（1）八味通阳散（半夏厚朴汤与五苓散的合方）治疗痰湿重，见易疲乏、能食而大便黏腻不畅的肥胖者，不仅可以排湿减肥，更可以化痰安神，还可以明显改善疲乏状态。

（2）防风通圣散治疗黑毛大肚、皮肤粗糙、表里皆实、胃口超好的"黑胖子"。

（3）大柴胡汤治疗大腹便便、易便秘、提前发福的中年男性等，均有确切疗效。

所以，只要精准辨证、调理体质、改善亚健康的同时，减肥也不再是梦。

"独处藏奸"多汗症，审证求因终得愈

这位中老年男性患者今天又来复诊了。他长得高大魁梧，体格壮实，语声洪亮，未进诊室已听到他的嗓音，"医生，我这次有效了！"声音中夹杂着欣喜。

这是一位58岁的男性，既往有糖尿病史、轻度脑梗史，规则服药；鼻咽癌放疗史以及失眠10年余，一直口服氯硝西泮及佐匹克隆，目前睡眠尚可。

他于2021年8月31日求诊。主诉是多汗伴怕冷数月，之前做过2次三伏贴，发现症状加重，大便偏稀，日行2次，小便量不多。其舌质红，舌苔较厚腻，腹肌较紧，整体状态是可以的，我开了葛根芩连汤加味7剂。并对他说："你的问题不大。"他却跟我抱怨："之前也看过很多医生，都这么说，可为什么没效果呢？"我翻阅其之前求诊用药，发现几乎均是清热除烦、疏肝理气为主。是呀，该患者的焦虑是显而易见的，多汗与伴随的怕冷明显与之息息相关。可为什么无效呢？

1周后复诊，患者诉出汗问题几乎无改善，且口干、咽干不适加重，夜间尤甚，故自服六味地黄丸8粒后稍缓减，希望我调整用药。我恍然大悟：其病症虽与焦虑有关，但更重要的是要重视其糖尿病史以及鼻咽癌放疗史。遂果断改为竹皮大丸合竹叶石膏汤加浮小麦、冬桑叶，7剂。于是就出现了文中开头的一幕。之后，患者每周复诊一次，共复诊5次，我建议停药，患者不肯（不放心），故之后减量服用，3个月后停药观察。

这是一个非常有意思的案例，值得我们深思。

为什么第一诊没效？明明患者是焦虑状态，出汗、怕冷与紊乱的精神状态密切相关，且其体质偏热。以此分析，之前在其他医生处用方以及我第一次用的葛根芩连汤加味，似乎方向没错，然而无效。是的，"独处藏奸"呀，我忽略了一个重要的问题，那就是患者的病史——鼻咽癌放疗史以及糖尿病史，故一味地清热养心安神、除烦止汗不仅无效，反而伤了患者的阴津（口干、咽干加重），破坏了阴阳平衡。所以患者自服六味地黄丸以自救，但患者的舌苔厚腻，显然不宜一直服用六味地黄丸；而患者夏天做过的2次三伏贴显然加重了所有症状（在此呼吁，不是所有人都适合三伏贴，不要盲目跟风）。

具体说说文中出现的三首方剂：葛根芩连汤、竹皮大丸、竹叶石膏汤，三首方均出自《伤寒论》。

葛根芩连汤是传统的解表清热止泻方，可以治疗以腹泻、汗出、项背僵硬不适、脉滑数为特征的疾病。适用于体格比较壮实、面红油腻、怕热多汗、汗多黏臭、身体困重者。

竹叶石膏汤是一张疗效很好的热病后期调理方，有清热养阴的功效，可以退虚热、止渴、止汗、止呕、止咳，适用于身体羸瘦、食欲不振、多汗、口渴者。这样的人，大多处于发热性疾病的后期，或者肿瘤患者长期消耗而致低热、口干状态。尤其近些年的新冠或其他病毒感染后也常用此方收尾。

竹皮大丸是古代治疗产后虚热烦呕的专方，有安中益气、除烦止呕的功效。正如《金匮要略》所说："妇人乳中虚，烦乱呕逆，安中益气，竹皮大丸主之。"

也许有人要问：为什么竹皮大丸可以用于男性？这得益于我们不断研究竹皮大丸的方证，并将其适应证不断拓宽。如将其原有适用病症：产后的虚烦干呕，拓展为各种术后及晚期癌症的干呕、纳差或神经性呕吐偏于虚火上逆者；再拓展为更年期综合征、抑郁症、神经衰弱、男科病（阳痿、早泄、强中、不育等）以及自身免疫性疾病等病症而见本方证者。我们可以这样理解：原文中的"烦乱呕逆"包括了消化系统、精神系统的一系列紊乱，而产后亦可以比拟为术后或者更年期或多病之后的状态。

必须说明的是，无论是竹皮大丸还是竹叶石膏汤，均为有是证用是方，当患者症状改善后即可停药。其虽有养阴的一面，毕竟是清热之剂，运用后热势衰减，减少石膏用量并停药观察，然后择方调养，不能以此为调养之方而久服。

调治老先生的"胡言乱语"案

这是一位耄耋老人的案例，因为疗效突出，实在令人难忘，特记录于此。

患者 2022 年 2 月 19 日初诊，男性，85 岁。

病史：患者胡言乱语 20 余天。之前有感冒史。伴口齿不清、行走稍不稳、夜梦话多。家人诉近 20 天来，患者白天经常胡言乱语，反复说见到鬼或已故之人；无发热、头痛、头昏，平素易口干，大便偏干，2~3 天一行，脚易抽筋。既往高血压病史，规则服药。

实验室检查：2022 年 2 月 17 日头颅 MRI 示多发腔隙性脑梗死。

至当地人民医院神经内科急诊，建议到精神科诊治。精神科排除精神分裂、抑郁症、焦虑症等疾病，建议神经内科诊治。

眼见患者胡言乱语日益加重，家人很担心，因其儿媳是我的老患者，故来我处求治。

老先生头发花白，体格壮实，颜面潮红。查体：舌质暗红，舌下瘀紫，苔薄黄腻，唇暗红，脉象弦紧。血压141/86mmHg，心率69次/分。四肢肌力、肌张力正常，双下肢无水肿，皮肤干燥呈鱼鳞状。

处方：柴胡加龙骨牡蛎汤合桂枝茯苓丸，加丹参、牛膝、地龙、水蛭。

患者服药3天后胡言乱语减轻，5天后消失，口齿不清减轻；行走变稳，大便变畅，腿抽筋减轻，夜眠安，无梦话。血压129/82mmHg（按常规服用降压西药），心率78次/分。继续原方调理2周后病情进一步改善，精神状态佳，夜眠安，略脚酸，二便调。1个月后停药观察，随访1年半，病情稳定。

为什么这样用方？思路如下。

（1）患者的高血压、腔隙性脑梗死是明确的，精神科又排除了精神分裂症、抑郁症或焦虑症，关键是如何理解胡言乱语的病因。从患者20天的病程来看，是个亚急性疾病，而血管性痴呆一般是个缓慢进程，可能性不大。我认真分析了患者的头颅磁共振结果，发现腔隙性脑梗死的部位是在额顶部，散在多发性腔隙性脑梗死；而神经内科公认50岁以上或有脑血管病高危因素的患者，出现急性精神障碍，可能是脑血管病临床症状的一部分——因额叶损害导致情感障碍。当然，脑梗死也是脑血管病的一种。故有高血压病史的老先生1个月内出现胡言乱语伴口齿不清、行走稍不稳、夜梦话多的症状是可以用额顶部散在多发性腔隙性脑梗死来解释的。这种情况临床上往往易被误诊或漏诊。

（2）本案的治疗，我选择的主方是柴胡加龙骨牡蛎汤。此方出自《伤寒论》，是古代脑病专方，不仅能促进大脑功能的恢复（比如疾病、毒品、外伤手术对脑实质以及功能的损伤），还可以对许多精神心理疾病有较好的疗效。全国名中医黄煌教授经常用此方治疗抑郁症、癫痫、老年性痴呆、脑萎缩、帕金森病、精神分裂症等。其效果一是改善睡眠，二是消除疲劳感，三是提高肌肉协调能力。此案就是运用柴胡加龙骨牡蛎汤治疗脑血管疾病对脑功能损伤的典型案例。

（3）合方桂枝茯苓丸是因为患者有明显的瘀血证，比如颜面潮红，唇与舌质暗红，舌下瘀紫，大便偏干、2~3天一行，脚易抽筋，双下肢皮肤干燥呈鱼鳞状等。桂枝茯苓丸是古代下死胎的专方，也是经典的活血化瘀代表方。现代研究证实，桂枝茯苓丸具有降低血液黏度、降血脂、抑制动脉粥样硬化形成、扩张微血管管径、改善微循环的作用。此方适用于体内有瘀血的实性体质，其方证抓手是四大征，可简单概括如下。①脸证：面潮红或暗红。②腹证：左少腹按压痛。③腿证：小腿皮肤干燥有鳞屑，甚至肌肤甲错。④精神证：失眠、烦躁、易怒、思维迟钝等精神症状。临床上但见一二证即可，不必悉具。显然此患者方证贴合度很高，两方合用更是构成了一张治疗脑科疾病的黄金搭配。

（4）最后分析一下加味药。地龙的功效主要是清热息风、通经活络；水蛭的功效是活血化瘀、消肿止痛，具有抗血栓等作用；丹参、牛膝则为加强全方活血化瘀、畅通经脉的功效。

（5）随访1年半，患者精神矍铄，言语清晰，血压稳定，生活可以自理。老先生及其家人很满意，我也很开心。

感恩中医，感恩经方，感恩我们的先祖，一个又一个效如桴鼓的案例也激励着我们中医铁杆们一直努力前行！

调治一对父子的脑电异常案

这对父子先后来诊。

先是儿子来调治遗尿。男孩已7岁，皮肤偏黑，活泼好动，眼大有神，体格偏壮实，营养状态可。遗尿多年，各处求医无果，且逐渐加剧。白天兴奋或睡前多饮水则必发作或加重，一般其父母夜间会定点拉起熟睡的孩子去排尿，若忘记了则必遗尿。随着年龄的增长，此问题着实让家人头疼万分。问及病史，患者奶奶说已服2年抗癫痫药，西医尚未明确诱因，服西药后癫痫几乎未发作。此次来诊主要是为了解决遗尿问题。

男孩性格活泼，进入诊室不停地东张西望，除了提及遗尿之事略感羞涩，其余问题回答畅快。平素胃纳可，略挑食，脾气急躁，大便偏干，白天小便可，偶鼻衄，易晕车，夜寐不安，频繁翻身，伴较多梦话。舌质略红，苔略腻，脉平。

我给予了龙牡温胆汤加麻黄，10剂。

半个月后复诊，家人欣喜万分，说："服药1周后见效，遗尿减轻；第2周只有1次了，而且睡前敢饮水了。"再服初诊方20剂后，不仅遗尿未作，夜间翻身及梦话也变少了，脾气变好，大便爽。一家人雀跃不已。孩子的妈妈红着眼说："我终于可以睡个安稳觉了。"

大概在男孩停药 1 个月后的某天，男孩的爸爸来诊。察觉到我疑惑的眼神，他赶紧说："孩子没问题，这次是我看病。"

他的主诉是晚上夜梦多、白天易走神。梦多得离奇，噩梦为主，梦中仿佛在编连续剧；白天走神次数也越来越多，有一次开车，恍惚了一下，追尾了前面的车，所幸车子坏了，双方人无碍。2 个月前头颅磁共振检查未见异常。

这位爸爸 35 岁，肤色白皙，眼大无神，黑眼圈隐隐，体格瘦弱（170cm/48kg）。偶头晕，胃纳一般，遇事易紧张、害怕，二便尚调。否认其他病史，血压偏低。舌质偏淡，脉弱。我思索片刻，给予他桂枝加龙骨牡蛎汤原方，14 剂，并建议他择日完善脑电图及脑电地形图。

10 天后复诊，他带着检查报告单：轻度慢波异常（多见于局灶性癫痫、脑脓肿等疾病）。果然不出我所料。患者告诉我，服药后夜间梦多明显减少，白天精神好转。我告诉他，抗癫痫药可以暂时不服，以口服中药为主，但要密切随访脑电图及脑电地形图，保持情绪稳定、勿劳累。此患者共服桂枝加龙骨牡蛎汤 60 剂，自我感觉良好，未见神志恍惚以及小失神发作，睡眠明显改善，夜间偶做梦。

3 个月后停诊观察，并建议 3~6 个月复查脑电图及脑电地形图。患者分别在第 3、6、9 个月复查脑电图及脑电地形图，均为正常，未见异常慢波。

该父子停药 2 年后随访，病情均稳定，真是令人振奋的消息。

针对孩子的遗尿问题，我选用的是南宋陈无择《三因极一病证方论》中的名方温胆汤。黄煌教授把温胆汤列为治疗创伤后应激障碍（PTSD）的专方，是古代的壮胆方，适用于以恶心呕吐、眩晕、心悸、失眠、易惊等为特征的疾病。温胆汤是半夏体质人的最常用方，这是一种敏感、易惊恐的热性体质，是痰气交阻、气郁化火的状态。其人大多有焦虑或抑郁心境；发病与过度惊恐、突发性事件过多有关；以儿童、青年、女性多见。从古至今，温胆汤在精神与器质性疾病的双重调治作用方面无数次惊艳着世人。其疾病谱包括了：PTSD、焦虑症、小儿抽动症、精神分裂症、原发性高血压、眩晕症、肥胖，以及以胸闷痛、心悸为主要表现的各类心脏疾患等。

此案男孩主诉虽是遗尿，但无论是形体、神态、舌脉，还是晕车、梦多、寐不安等症状，都提示为典型的半夏体质。根据其体质选用龙牡温胆汤加麻黄之后，一箭双雕，不仅治愈了遗尿，对其原因不明的癫痫也起到了佳效，睡眠、大便、脾气等问题也都得到了改善。加味药龙骨、牡蛎加强了其镇静安神、平衡阴阳的作用；加麻黄为振奋沉阳，作用同样不容小觑。

孩子爸爸是个肤色白皙的文弱之人，典型的桂枝体质；又因夜梦多、易走神求治，展示了桂枝加龙骨牡蛎汤的标准模型。此方出自《金匮要略》，具有调和阴阳、潜镇摄纳、养心安神的功效，主治以胸腹动悸、易惊、失眠多梦、脉大而无力、性功能低下等为特征的疾病。临床上用于性功能障碍或生殖障碍、各类心脏病、小儿发育不良、小儿抽动障碍、癫痫、甲状腺功能减退、卵巢早衰、顽固失眠等，疗效卓著。而此类体质的形成与先天不足有关，同时，与后天的过劳、营养不良、缺钙、缺锌、光照不足、运动少、过汗、睡眠不足、腹泻、大量出血、性生活过度、过度惊恐等亦有关。

男孩爸爸虽因多噩梦求诊，但其精神恍惚、易失神更重要，且这两者也是休戚相关的。孩子的异常脑电波与爸爸的轻度慢波异常有没有关系，不好说，需要长期密切关注。但中医治疗在这两个案例中所起到的作用是令人拍案称绝的，再次证明了中医药是功能、物质共调的，立意之高，令人惊叹！

一个又一个精彩绝伦的医案不断验证着我们中华民族祖先的超卓智慧，其价值是世界的，亦是恒久的！

恼人的失眠，中医怎么治

秋分悄然而过，中秋节将至，门诊上失眠（中医称为"不寐"）的患者络绎不绝，甚至有时快成为失眠专场。

为何秋日失眠多发？"自古逢秋悲寂寥"，秋天万物萧条，本就易引发抑郁情绪；而夏季高温炎热，耗伤心气，到了秋天，也易变成秋乏，导致心神不宁、失眠多梦。

为失眠所困者，男女老少皆有。在与患者的交流中，新冠感染常为失眠的"背锅侠"之一，核污染也是大家耿耿于怀的一根刺，但更多的是所欲而不达——工作焦虑、买房焦虑、成绩焦虑、容貌焦虑等，有太多理由可导致焦虑、抑郁、失眠而痛苦不堪。

遇到这样的患者，在诊病开方之余，我做得更多的是有效交流与情绪疏导。年轻时我经常思索并纠结：身体与心理到底哪个更重要？随着经验的不断积累，我终于明白——"皮之不存，毛将焉附"，二者互为因果，缺一不可。之后，我一手抓病，一手抓心，治疗疗效得以迅速提高。并且逐渐发现，神奇的经方很多都带有特定的精神心理靶点。

先以张仲景《伤寒论》中的几张方为例。

大柴胡汤方证强调"郁郁微烦"的情绪特征，是一张以治疗肝胆系统疾病为主的方子。患者往往伴有上腹及右胁饱胀、恶心、便干等症状，精神上则表现为烦躁易怒、入睡难等。服用此方之后，患者躯体不适症状消失的同时，脾气明显变平和，睡眠也会得以改善。

小柴胡汤的经典方证：寒热往来，胸胁苦满，心烦喜呕，默默不欲饮食。其中，"心烦""默默"（情绪低落）都是明显的情绪指征。这首经典名方，在古代是妥妥的"退热抗炎剂"，在现代，对已知或未知的病毒、细菌感染同样具有解热、抗炎、免疫调节等确切作用。因此，它在新冠疫情期间大显身手，临床案例证明了其卓越的疗效。同时，小柴胡汤治疗某些情绪心理病症，比如产后郁郁寡欢、新冠感染后不寐或少寐，同样有很好的疗效。

栀子厚朴汤的经典方证：心烦腹满，卧起不安。这是一张经典的理气除烦方，治疗以烦热、胸闷、腹胀等为特征的消化道疾病。许多焦虑症、抑郁症患者常常有胸闷、腹胀等躯体化症状，用此方能宽胸膈、除腹胀，服后常常神清气爽。所以，我在用中医药治疗此类顽固性胃肠功能紊乱的时候，即使不选用抗焦虑或抗抑郁的西药，患者在消化功能得到改善的同时，精神状态也会明显好转，而且还不易复发，更不会因长期服用抗焦虑药而产生依赖性与耐药性。可见中医药的治疗更宽泛、立意更高！

《伤寒论》之外，也有很多方剂具有调神的奇效。

比如以"心胆虚怯，触事易惊，或梦寐不详，或异象感"为使用依据的温胆汤，出自《三因极一病证方论》，治疗以恶心呕吐、眩晕心悸、失眠易惊为特征的疾病。特别是有惊吓史或创伤史的人，出现"一朝被蛇咬，十年怕井绳"或"杯弓蛇影"的心理障碍，就可以使用温胆汤。所以，它是一张古代"壮胆方"，更是一张现代治疗创伤后应激障碍（PTSD）的专方，在心血管内科、神经内科、心理科等使用频率很高且疗效卓著。

当然，治疗失眠的经方还有很多，比如治疗"虚劳虚烦不得眠"的酸枣仁汤，治疗"心中烦，不得卧"的黄连阿胶汤，具有调神健脑、解郁安神功效的柴胡加龙骨牡蛎汤，治疗虚弱体质者"胸腹动悸、易惊失眠、自汗盗汗、梦交失精"的桂枝加龙骨牡蛎汤，等等。

还是那句话，中医一定是以整体辨证、方证相应为原则的。最忌讳见失眠而治失眠，若只是堆砌一大堆现代药理可以治疗失眠的中药，本质上不算真正的中医处方。也建议失眠患者不要自己搜索以身试药，以免药不对证而使病情更为复杂或者药物中毒；更不建议轻易尝试安眠药而无法撤停。建议大家读读《为药疯狂》这本书，医师数分钟的处方药物，患者用10年的时间都无法戒断。

当然，若患者处于严重的抑郁状态或崩溃状态的边缘，则需要专业的精神心理科医师来诊断并处方，以防意外发生。

焦虑或抑郁我也会有，经常有朋友问我，"你每天吸收的可都是满满的'负能量'，怎么处理？""常在河边走，哪有不湿脚？"我答：年轻时候，当我觉得体内吸收的"负能量"要爆棚时，我会赶紧去跳一场大汗淋漓的舞，出一身臭汗；或约几个死党，大醉一场。随着年龄的增长，发现这还远远不够，修炼心智显得越来越重要。读书与不断思考可以提升心智，是祛除"负能量"更有效的良药。

耳边患者的话飘了过来，"医生，每次看完病，我就有力了""医生，我又过来加油了"。我窃笑，修炼身心至关重要！

失眠调治案

【案例一】柴胡加龙骨牡蛎汤合栀子厚朴汤证

患者，女，65岁，江苏人。体型高瘦，肤色偏黄，头发少许花白，柴胡眼。

她是我的老患者。自2010年4月起至我处求诊，后每隔一两年就会来看诊一次。主诉都是失眠，同时多伴有乏力、颈部及浑身不适；阵发性胸闷、心悸；眼皮涩重，易打哈欠；易口干苦，咽部不适，上腹易饱胀等。我的处方始终是柴胡加龙骨牡蛎汤合栀子厚朴汤，疗效也总是一如既往地立竿见影。

这次老毛病又发作了。近日上厕所时晕厥一次，持续数秒，当时即至附近医院急诊，做心、脑检查未发现异常。但之前1个月睡眠明显变差，入睡难、眠浅、梦多、易醒，白天头晕、胸闷，易心悸、乏力，晕厥后更甚；特别容易打哈欠，自诉每日打100个；口苦，怕热（诉之前天热易晕厥，有空调后明显改善），上眼睑酸，出汗可；胃纳可，进食易饱胀、易反酸；大便1~2天一行，尿频；双下肢无水肿。否认高血压、糖尿病病史。血压129/85mmHg，心率75次/分。舌质淡红，苔白腻，脉细弦。

处方仍是柴胡加龙骨牡蛎汤合栀子厚朴汤，10剂，水煎服。复诊3次后，因诸症改善而停药。

❤ 心悟

1. 柴胡加龙骨牡蛎汤

柴胡加龙骨牡蛎汤出自《伤寒论》107条："伤寒八九日，下之，胸满烦惊，小便不利，谵语，一身尽重，不可转侧者，柴胡加龙骨牡蛎汤主之。"本方是经典的安神定惊解郁方，也是适用面很广的调神方、健脑方。具有镇静、安眠、抗抑郁、抗焦虑、抗癫痫等作用。

临床使用此方，应抓住原文的经典方证（胸满烦惊、小便不利、谵语、一身尽重、不可转侧），不必悉具，但见二三证即可。这些方证大概分为两个方面：一是以烦惊、谵语为代表的精神症状，二是以一身尽重、不可转侧为代表的躯体化症状。而易见这些方证的人多是容易产生抑郁心境的柴胡体质，其人多属阳郁而非阳虚。

如本案患者的体貌（人高瘦，肤色黄，柴胡眼）、舌脉（舌质淡红，苔白腻，脉细弦）即为典型的柴胡体质。其主诉（失眠）及伴随的精神症状（头晕心悸、胸闷乏力、短暂晕厥等）、躯体症状（口苦、怕热、频繁打哈欠、尿频等），正贴合此方。

2. 栀子厚朴汤

栀子厚朴汤同样出自《伤寒论》。这个仅有三味药（栀子、厚朴、枳实）的小方是一张经典的理气除烦方，适用于以烦热、胸闷、腹胀为特征的疾病。本案患者胸闷、口苦、怕热、进食易饱胀、易反酸以及舌质淡红、苔腻等，均为运用此方的依据。该方在临床上与柴胡类方、半夏类方的搭配度较高，且合方疗效更为突出。

3. 常须鉴别

（1）与龙骨牡蛎温胆汤鉴别

它们均是调神妙方。龙骨牡蛎温胆汤是治疗惊悸、恐慌、幻觉的快速高效平复方；柴胡加龙骨牡蛎汤是精神、神经的镇静安定放松剂。

二者鉴别，最明显的抓手是基础体质——柴胡与半夏体质的差异。

柴胡加龙骨牡蛎汤人的体质特点：柴胡体质，有明显的胸胁证；体型偏瘦，长脸为多、颜面肤色偏暗、发青，表情严肃或抑郁；多伴有失眠、乏力、食欲不振、意欲低下；舌质偏坚老、暗，脉多弦紧；以中老年人多见。

龙骨牡蛎温胆汤人的体质特点：以半夏体质为基础，营养状态较好，形体偏丰满，肤色滋润或油腻或黄暗；表情丰富多样，主诉繁多，情绪不稳定，对外界刺激很敏感，胆小易惊恐，自觉症状严重，多有恐高、晕车；易出现恶心感、咽部异物感、晨起有黏痰、头晕、胸闷、心悸等；舌苔偏腻；多为中青年。

（2）与桂枝加龙骨牡蛎汤鉴别

主要从以下三个方面入手。

①基础体质的差异：主要是桂枝与柴胡体质倾向的差异。以舌脉不同为最大眼目：桂枝加龙骨牡蛎汤舌质嫩红、苔少，脉浮大无力；柴胡加龙骨牡蛎汤往往舌质老，有腻苔或黄苔，脉多弦紧。

②易患疾病谱的差异：桂枝加龙骨牡蛎汤人的儿童期表现为先天不足、发育不良等一系列症状；成年期以神经衰弱、性功能障碍（阳痿、早泄、遗精、女子梦交等）为主。柴胡加龙骨牡蛎汤证的人常为成年期，有抑郁表现或倾向。

③精神症状轻重不同：桂枝加龙骨牡蛎汤人的精神症状仅为失眠、多梦、易惊等；柴胡加龙骨牡蛎汤则可出现谵语、癫狂等更严重的状态。

【案例二】温胆汤合栀子厚朴汤证

患者，男，34岁，江苏人。体型中等，身高167cm，体重68kg。脸红，营养状态佳，焦虑紧张貌。

主诉：眠差伴焦虑、心慌4个月余。

患者因父亲突发心梗突然去世而无法接受，开始出现睡眠障碍，情绪焦虑，头晕脑涨，血压不稳；胸闷心慌，易激动；时有耳鸣，夜间盗汗，动易汗出。曾至当地医院诊治，口服氟哌噻吨美利曲辛片、奥氮平、舍曲林等药物后，头昏加重，走路欲飘，故停药。亦曾至某处服用中药，辨为虚证给予补药，因服之难受，焦虑、心慌加重而停药。

刻下患者情绪焦虑，头晕脑涨，语速飞快，夜寐差，胸闷心慌，因测得血压偏高而担心不已。小便偏黄，大便尚调。舌质红，苔腻，脉滑数。血压168/114mmHg，心率125次/分。

处方：黄连温胆汤合栀子厚朴汤、栀子豉汤加味，7剂。并嘱监测血压，清淡饮食，停服所有西药。

第二诊：诸症大减，脸红减轻，脸色变干净。但仍头晕，血压150/101mmHg，心率97次/分，舌苔仍腻。

处方：第一诊方加丹参、川芎、红景天各10g，10剂。

第三诊：症状进一步好转，心情愉快，夜间无盗汗。血压145/95mmHg，心率92次/分，舌苔由腻变薄。

处方：效不更方，守第二诊方再进10剂。

之后，患者又复诊3次，均守此方，症状渐减，情绪稳定，睡眠改善，气色变亮。血压140/90mmHg左右，心率78次/分，舌苔变干净一半。遂停药，嘱继续清淡饮食，监测血压。

3年后患者因略感头昏、眠浅而求诊，诉已服降压西药数月，精神状态可，舌苔略腻。我予温胆汤加丹参、川芎、红景天调治，数次而愈。

♥ 心悟

（1）温胆汤出自《三因极一病证方论》，具有改善睡眠、消除恐惧感、止呕、降血压、消除躯体化症状等效果，是古代的"壮胆方"，也是现代治疗PTSD的专方。其方药组成：半夏、竹茹、枳实各二两，陈皮三两，炙甘草一两，茯苓一两半，生姜五片，大枣一枚。现临床运用半夏一般用制半夏或法半夏，枳实可用枳壳或两者均用。该方煎煮时香气四溢，药味也较为可口。

本案患者因父亲突发心梗去世，开始出现失眠、情绪焦虑、头晕脑涨、血压不稳、胸闷、心慌、易激动、时有耳鸣伴汗出等躯体化症状，属于典型的PTSD。

（2）原书所述温胆汤的经典方证抓手如下。

①虚烦不得眠：即焦虑不安、失眠等。

②心胆虚怯，触事易惊。

③梦寐不详，或异象惑：即多噩梦，精神恍惚，多幻觉，易眩晕。

④心虚烦闷，坐卧不安。

临床运用该方，但见一二证即可，不必悉具。当然抓手越多，疗效越好。

（3）温胆汤适用人群多以半夏体质为基础，半夏体质的特征如下。

①形貌：营养状况较好，肤色滋润或油腻，或黄暗，或有浮肿貌，形体并不羸瘦且以丰腴者居多。

②好发症状：主诉较多且怪异；多疑多虑，易于精神紧张，情感丰富且起伏大；易于出现恶心感、咽喉异物感、黏痰等。

③舌脉：脉象大多正常，或滑利。舌象多数正常，或舌苔偏厚，或干腻，或滑苔黏腻，或舌边有两条由细小唾液泡沫堆积而成的白线（俗称半夏线），或有齿痕。

该患者无论形貌（身高 167cm，体重 68kg，营养状态佳，脸红，焦虑紧张貌，舌质红，苔腻，脉滑数），还是症状（眠差伴焦虑、心慌等），均栩栩如生地呈现了半夏体质状态，故选择了温胆汤。因其火气十足，故加上黄连。黄连温胆汤是"火半夏"体质运用度很高的一张方，合上经典的理气除烦方栀子厚朴汤，可以加强除烦清热、宽胸理气除胀的作用；合上栀子豉汤可以缓解精神亢奋、烦躁不安的精神状态，并减轻心胸之郁热内结。

（4）加味药丹参、川芎、红景天是我经常运用的一个药组。红景天是一味现代发现的中药，其功能是益气活血、通脉平喘，现代多用于治疗冠心病、高原反应、高原红细胞增多症、健忘症、低血压疲劳乏力等（陶御风《临证本草》）。丹参、川芎则是传统中药，《神农本草经》对其均有记载，作为一个药对，有着确切的活血祛瘀、行气止痛、养血安神的功效。三味合用，在本案的治疗中起到了不错的效果。

（5）为什么要密切关注血压？因为患者有罹患原发性高血压的风险。首诊的血压高，可理解为在经受强大精神刺激后的血压飙升，但经中药调治后，血压虽明显下降，数值却依然偏高，再加上其父的遗传因素，故有此担忧。3 年后再诊，患者已服降压药，预判得以证实。

那么，此案的前期治疗中，服用温胆汤后血压逐渐下降说明了什么？对温胆汤的大量现代研究已证实，此方具有抗抑郁、降脂、降糖、抗动脉粥样硬化及抗炎等多种药理作用；无数的临床案例也不断证实了温胆汤不仅有着稳定精神、神经方面的作用，对心脑血管基础疾病也有着不容忽视的作用。尤其是高血压初期、白大褂高血压或者如本案的 PTSD，可以明显降低血压以及稳定血压，改善头晕脑涨、胸闷心慌、耳鸣等症状。

【案例三】黄连阿胶汤证

患者，女，19 岁，大专三年级学生。肤白唇红，眼大脸圆，营养状态佳。身高 165cm，体重 52kg。

患者近 3 年来睡眠差，难以入睡，严重时凌晨 3 点才能入睡；易早醒，醒后则难以入睡，每晚睡眠时间不超过 5 小时。心烦，怕热，易出汗。平素月经 2 个月一行，量少；白带正常。胃纳一般，大便 2 日一行，偏干，小便调。舌质红，中后部薄腻苔，脉数。腿毛较密长。子宫附件 B 超及性激素五项均未见异常。

处方：黄连阿胶汤。黄连 6g，黄芩 10g，阿胶 6g，白芍 10g，赤芍 10g。10 剂，嘱早餐食溏心鸡蛋 1~2 枚。

第二诊：诉入睡明显好转，睡眠时间可达 6 小时，心情转好，大便变爽。末次月经 6 月 23 日，经量略变多。

处方：第一诊方加百合 10g，14 剂，5~2 服法。并嘱继续观察月经。

第三诊：入睡已无障碍，睡眠变深，睡眠时间可达 6~7 小时。7 月 27 日月经至，经行 5 天，量变多。心情平静、愉快，舌苔变干净，大便调。

处方：再守第二诊方 14 剂，5~2 服法。嘱服完停药观察。

半年后其母因胃痛求治，反馈女儿停药至今睡眠、月经均正常，并反复致谢。

♡ **心悟**

（1）黄连阿胶汤出自《伤寒论》，用于治疗邪实正虚、阴虚阳亢之证，更是治疗心肾不交之顽固性失眠的一张好方。

黄连阿胶汤由黄连、黄芩、芍药、鸡子黄、阿胶组成，其中用芩、连直折心火而除烦热，阿胶、芍药、鸡子黄滋肾阴、养营血、安心神。共成泻心火、滋肾水、交通心肾之剂。

（2）本方的方证抓手，皆可从《伤寒论》原文推导而来，"少阴病，得之二三日以上，心中烦，不得卧，黄连阿胶汤主之"。

①"心中烦，不得卧"也就是心火亢盛之失眠。而此心火亢盛源于"少阴病，得之二三日以上"，肾阴不足，不能上济于心而致少阴热化。因此，这种失眠呈虚性亢奋的特点：烦躁不安，多伴精神萎靡不振，且入夜烦躁，白昼稍安；尤以入睡困难最为突出。

②舌红绛，少苔。舌为本方最重要的眼目：舌质深红如火，呈草莓样，或伴有舌体的糜烂、破溃、裂纹，或舌面干而少津，或呈镜面舌或花剥苔。叶天士的《临证指南医案》中，黄连阿胶汤医案用"舌绛色""舌绛赤糜干燥""舌络被熏，则绛赤如火""舌缩""舌黑芒刺，舌心干板"等词语描述，一派阴虚火旺之象。

③出血证。阴虚火旺则迫血妄行，故本方可见出血证，或便血，或久痢脓血，或崩漏。

（3）黄连阿胶汤的适用人群，可用 4 个字概括：红、干、烦、数。

①红：唇红、舌红或溃疡、皮肤红、易出血、血色鲜红或深红等。

②干：皮肤干、毛发干，女性见阴道干涩、月经量少等。

③烦：心烦、失眠、焦虑、抑郁、头昏、燥热感等。

④数：心跳快、脉数等。

本案患者19岁，主诉心烦、失眠3年有余。其人肤白唇红，怕热易汗；月经后期2个月一行，大便偏干2日一行；舌质红，脉数。方病、方人皆相应，故取效迅速。

（4）本方主治疾病繁多，除失眠外，还多用于治疗先兆流产、功能失调性子宫出血、血小板减少性紫癜、便血、顽固口疮、卵巢早衰、干燥综合征、皮肤病等。关键要紧紧抓住黄连阿胶汤的方证提要或者抓黄连阿胶汤人。

（5）使用注意

①本方不宜长期服用。因本方黄连剂量偏大，药液偏苦，故症状缓解后即应减量。食欲不振者慎用。

②妇科肿瘤慎用本方。阿胶不适宜用于子宫肌瘤导致的月经过多。子宫肌瘤、子宫腺肌病、卵巢癌、乳腺癌等，均应慎用或禁用。

【案例四】酸枣仁汤合竹皮大丸、百合地黄汤证

患者，老年女性，68岁，江苏人，农民。颜面偏黑，肤干少光泽，眼圈发黑，唇暗红，体瘦，柴胡眼。

主诉：顽固失眠伴便秘20年余。

患者近20年来眠差，入睡难、早醒、梦多。自诉脑子乱想，控制不住；易心悸，每晚必服艾司唑仑片；大便偏干，难解，常感腹胀，一直服用番泻叶或芦荟胶囊等，且每天必用开塞露促使其大便一次；易疲乏，胃纳一般，时感上腹饱胀；双膝关节乃至浑身关节酸痛；夜晚口干，但不欲饮水；夜晚双腿抽筋频繁，左眼下肌肉时有痉挛；情绪低下，老担心有坏事发生。全腹无压痛。双小腿肤色白皙，无水肿。舌红，无苔，脉细。生育1子1女，既往阑尾切除术史。血压162/72mmHg，脉率79次/分。

处方：酸枣仁汤合竹皮大丸、百合地黄汤加味，7剂。

连续两诊后（共服药17剂）：诸症大减，心情大好，气色好转。睡眠以及大便均可，停用通便药，不用开塞露。肚子变小，腿偶抽筋。血压140/80mmHg，脉率75次/分。

处方：守第一诊方数剂巩固，服完停药观察。

2年后患者又来复诊：诉上次服完药后各方面一直不错，气色佳，体重增加2.5kg。近40天来又开始出现便秘，口干，时有腿抽筋。继续予原方治疗，复诊2次而愈。

♥心悟

（1）本案主方有三：酸枣仁汤、竹皮大丸、百合地黄汤。三方均出自《金匮要略》，所治之病机皆为伤寒、虚劳或大病后而导致的虚热、虚烦，均可滋阴清热、安神除烦，但主治又各有侧重。

①酸枣仁汤是治疗虚烦不寐的专方，其经典方证为"虚劳虚烦不得眠，酸枣仁汤主之"，栩栩如生地向我们展示了一种虚性亢奋的状态：越虚，越烦，越不得眠。临床适用于治疗睡眠不安伴精神恍惚、多疑虑为特征的疾病。君药酸枣仁，入肝、胆、心三经，长于滋肝、心之阴，故此方具有养阴清热、敛肝安神的功效。现代药理研究证实，其有镇静催眠、抗抑郁、抗焦虑等作用。

②竹皮大丸是治疗产后虚热烦呕的专方，主症为消化道症状，具有安中益气、除烦止呕的功效。其经典条文虽然强调"产后"，但临床可拓展为更年期以及各种术后，特别是对更年期之后的抑郁或焦虑状态及有自身免疫性疾病的女性尤为有效。不仅可以改善消化道症状，还能改善睡眠。

其适用人群往往体型偏瘦，男女均可；以食欲不振、呕逆、大便干结或泄泻等消化道症状为主；全身症状常有心烦不安、眠差、神疲乏力，可伴低热；往往舌质偏红、苔少，脉滑数无力。

③百合地黄汤是百合病正治之法。"百合病"是一种情志疾病，主要表现为表情淡漠、精神抑郁、浑身不适、症状繁多等，病机乃邪热灼伤心肺所致。此方长于滋养心、肺、肾之阴，具有润肺滋肾、清热凉血的功效。现代临床常用于治疗癔症、自主神经功能紊乱、更年期综合征、夜游症等，属于心肺阴虚内热者；或急性热病后期，余热未尽、精神恍惚者。现代药理研究证实，百合地黄汤具有抗炎、解毒、清热、镇咳、镇静、降血糖等作用。

本案患者为老年女性，颜面偏黑，肤干少光泽，体瘦，全腹无压痛，舌红、无苔，脉细等，均为典型的虚热之象，以上三方皆符合。

主诉为顽固性失眠，又有明显的肝血虚体貌：体瘦，肤干少光泽，眼圈发黑，双腿抽筋频繁，双膝关节乃至浑身关节酸痛；心烦，心悸，口干，唇暗红等。故选用酸枣仁汤。

患者从更年期之后开始发病，易疲倦，有明显的消化道症状：伴便秘20年余，易胃胀、腹胀。结合口干、舌红无苔、脉细等舌脉特征，故选用竹皮大丸。

除主诉外，患者还有明显的精神、神经症状：心烦，控制不住脑子乱想，情绪低下，老担心有坏事发生等。此为心肺阴血不足而影响神明所致，故选用百合地黄汤治疗。

三方协同作用，共奏奇功。

（2）本案加生白芍，与原方中生甘草构成芍药甘草汤，主要用于改善夜间双腿频繁抽筋的症状以及缓解左眼下肌肉时有痉挛。另外，生白芍还有"小大黄"之称，可协助改善顽固便秘的困扰。加用生牡蛎，主要用于安神定悸，加用柏子仁既可安心神、除虚烦，又可通便。

（3）本文所述类型的失眠，在中老年人群中比比皆是。应该想到酸枣仁汤、生血汤、竹皮大丸、百合地黄汤、甘麦大枣汤等方，养心、肺、肝、肾之阴血，清虚热、除虚烦、安心神，是一种不可替代的方法。

【案例五】调肝散证

患者，女，55岁，江阴人。体型中等，肤色白，双颊红。

患者曾因难以入睡、夜间易醒（3~4次）而求诊，给予调肝散原方，首诊后未复诊。

数月后又来诊。诉上次服完中药，失眠就完全好了，故未复诊。天冷后又开始出现入睡难、夜间易醒、梦多，伴腰酸痛，晨醒时更甚，无法赖床，怕热，纳可，二便调。舌质暗淡、舌体胖大、苔净，脉细缓。双下肢无水肿。

处方依然是调肝散，10剂。

之后复诊2次，失眠与腰酸均消失。嘱患者勿受凉，勿食凉物如虾蟹、鳗鱼等海鲜。

♡ 心悟

（1）调肝散出自宋代杨士瀛《仁斋直指方》卷十八（见于四川陈潮祖先生《中医治法与方剂》）。方药组成：制半夏15g，辣桂、当归、川芎、牛膝、细辛、木瓜各10g，炙甘草、石菖蒲、酸枣仁各5g。共为粗末，每次10g，生姜5g，大枣2枚，水煎服。

其中，当归、川芎、牛膝活血行滞，且牛膝善补肝肾；半夏燥湿祛痰，石菖蒲芳香化湿，专为湿浊稽留而设，半夏用量较重，更易达到除湿目的；细辛祛寒湿而荡浊阴，与辣桂配伍，又能祛散凝结之寒，使其达表；木瓜擅长舒筋，得甘草相助，可缓解筋脉挛急之腰痛；酸枣仁古方多作为安眠敛汗之用，唯此处宗《神农本草经》用于治疗酸痛湿痹，较为特殊。十药合用，能温肝活血、宣化湿浊，专治寒邪凝结、血郁湿阻于腰背之证。

（2）著名中医学家秦伯未先生认为，肝阳不足当以温养助长生气升发。该方体现了肝寒温之的治疗大法，且不论逐寒或回阳，温肝都不用附子和干姜，而用桂枝、细辛或吴茱萸、川椒，虚证多用肉桂。

（3）在临床，本方证多见于中年女性，亦可见于男子；患者体型一般中等或偏胖，肤色偏黄暗；以腰痛、腰酸软为主症，其特点是晨醒加重、无法赖床、日轻夜重，且常伴有睡眠障碍。其人舌质淡白或暗或紫，苔面常润，脉象濡缓或弦缓（与附子脉之沉微，或沉伏不出，或浮大而空软无力相鉴别）。

本案患者首诊仅以失眠为主症，用调肝散取效；再诊以失眠与腰酸痛、晨醒更甚、无法赖床为主症，同样取效。为什么？因为人没变。患者体型中等，肤色白，双颊红，舌质暗淡，舌体胖大，苔净，脉细缓，呈现的正是调肝散所对应的体质状态：肝寒、血虚伴湿浊。可见，临证舌脉非常重要。根据舌脉可知，患者的脸红以及怕热均非真热，脸红为虚热上冲，怕热更是假象。因此，患者服完调肝散并未感觉到热或燥，反而很舒服。因其肝寒，嘱其勿受凉、勿食凉物也很重要。

另外还需强调，其方名、方义均未涉及肾，故主治范围较狭窄。临床适用调肝散的患者并不多见，舌脉是其鉴别之眼，若能方证相应，则一诊或数剂必见效。

（4）临床常见加味或合方

若兼有气郁而见腰骶胀痛，常加用乌药、香附、枳壳等药，或据证分别予四逆散、柴胡疏肝散、柴胡桂枝干姜汤等方合用。临证复杂，亦常有与其他方如肾着汤、当归四逆汤、大黄附子细辛汤等的合方机会。

【案例六】八味活血汤证

患者，男，43 岁。体格壮实，营养佳，反应敏捷。

主诉是失眠。患者诉眠差伴夜间烦躁已数月。平素压力大、易紧张，时常少量饮酒，有高血压病史，肌肉较坚紧。舌紫暗，舌质坚老，脉数有力。

患者已经多位中医治疗但均无效，遂来我处求诊。

我的处方是八味活血汤 10 剂。

第二诊诸症明显好转，人放松了，睡眠明显好转。

患者又来复诊 2 次，后因效果非常满意而停药观察，并嘱其清淡饮食，加强锻炼。

♥ 心悟

（1）八味活血汤是全国名中医黄煌教授创立的一张经验方，该方是在血府逐瘀汤的基础上精简而成。

血府逐瘀汤出自清代王清任的《医林改错》，由桃红四物汤合四逆散加桔梗、牛膝而成，具有活血化瘀、行气止痛的功效。崇尚简洁、实用、精致的"黄煌经方"从临床出发，去掉了血府逐瘀汤中的桔梗、牛膝、地黄，创立了现在的八味活血汤。主要适用于以面色发青、胸痛、头痛、四肢冷、舌质暗为特征的气滞血瘀的患者。

本案患者虽失眠日久，但体格壮实，且毫无憔悴之貌，精神状态好、反应灵敏，结合舌脉（舌紫暗，舌质坚老，脉数有力），可判定其失眠绝非因虚而致。再观察其人：压力大、易紧张、肌肉坚紧，分明就是气滞的征象。方证相应，八味活血汤当然可以药到病除。

（2）"黄煌经方"最突出的特点就是"方-病-人"诊疗体系。八味活血汤的运用当然也少不了对"人"的选择性，此方的适用人群是柴胡体质者。

（3）何谓柴胡体质？

①体型中等或偏瘦；面色微暗黄、清黄色或青白色，缺乏光泽；肌肉较坚紧；舌苔正常或偏干。

②主诉以自觉症状为多，对气温变化敏感，情绪波动较大，食欲受情绪影响较大，四肢冷。女性月经周期不准，经前易伴乳房胀痛。

③临床多见于精神疾病、神经系统疾病、免疫系统疾病、呼吸系统疾病、肝胆系统疾病的患者。代表方为大柴胡汤、小柴胡汤、柴胡桂枝汤、柴胡加龙骨牡蛎汤、四逆散等。

④此类患者在疾病状态中，多表现为气机郁滞或逆乱，或外邪郁于半表半里、不易透发，或肝、胆、胃的气机易于逆乱，或气滞或血瘀。

（4）八味活血汤包含了理气透邪的四逆散与活血化瘀的桃仁、红花、当归、川芎，故其治疗以气滞血瘀为病理基础。因此，适合此方的人群就表现为柴胡体质状态及瘀血表现：形体中等或体瘦，面色发青或发暗，肌肉坚紧，唇色暗红，舌质暗紫，皮肤干燥或起鳞屑。易见疾病：胸部疼痛性疾病、顽固头痛、顽固失眠、各种自主神经性顽症、各种血管病变以及肠粘连等。

（5）临床运用八味活血汤要注意：体质虚弱或腹泻患者要慎用。若错用或剂量过大，则会出现疲乏感、胃肠道反应或出血现象等。

（6）临床上，我治疗失眠常用的经方大致如下。

①柴胡类方：大柴胡汤、小柴胡汤、柴胡加龙骨牡蛎汤、八味活血汤、柴桂干姜汤等。

②半夏类方：半夏厚朴汤、温胆汤、除烦汤、甘草泻心汤等。

③黄连/黄芩/大黄类方：泻心汤、黄连阿胶汤、黄连汤、黄连解毒汤、桃核承气汤等。

④其他：麻黄细辛附子汤/五积散、四逆汤/真武汤、桂枝加龙骨牡蛎汤/桂枝加附子汤/更年方、温经汤、酸枣仁汤/甘麦大枣汤/百合地黄汤/生血汤等。

闭经调治案

患者，女，1979年10月出生，上海某公司会计。2011年1月8日初诊。

形貌：肤白，体型中等，脸上有黄褐斑、无痤疮。身高162cm，体重58kg。

主诉：月经稀发至闭经5年余。

病史：患者2003年因居室装潢而流产1次；2005年生育1子，之后尿路感染频发。2006年停经半年，因子宫内膜增厚而刮宫1次，2008年2月行无痛人工流产，因术后阴道出血不净故又清宫1次。之后月经失调，3~6个月一行；不规则服用黄体酮、戊酸雌二醇片、炔雌醇环丙孕酮片等药，月经仍不服药不至、若服药偶至。2010年11月又流产1次。至今月经未至。刻下患者自觉腰酸背痛，怕冷，脸易红，汗出不多，易胸闷，胃纳佳，大便调，小便黄。近几年体重一直保持不变。

查体：剑突下压痛。双下肢皮肤无干燥、无水肿，有足癣。舌质红紫，苔薄腻。

实验室检查：2010年11月11日检验报告提示，性激素、脱氢表雄酮、性激素结合球蛋白、皮质醇、促甲状腺激素（TSH）均正常；葡萄糖耐量试验、胰岛素激发试验均正常。

处方：大柴胡汤合桂枝茯苓丸，28剂。前14剂每剂服用1天，后14剂每剂服用2天。

2011年3月26日第二诊：月经仍未至。患者诉精神恍惚，耳鸣，胸闷，记忆力下降，心烦，眠差，大便调，无白带。舌质红紫，苔薄腻。2011年2月12

日 B 超示：子宫双卵巢未见异常，子宫内膜厚 1.0cm。

处方：桃核承气汤与温经汤加柴胡交替服用。各 21 剂，每剂服用 2 天。另服大黄䗪虫胶囊，每次 2 粒，每日 3 次，嘱若月经至则停服。

2011 年 7 月 2 日第三诊：患者诉 6 月 27 日早上行 B 超检查，示子宫内膜欠均，内膜厚 0.8cm，双卵巢可见 10 多个小卵泡。妇产专科医生诊断为继发性闭经，疑有多囊卵巢综合征（PCOS）；并予混合激素药，患者未取未服。患者月经于当晚至，经行 1 周，量多，血块多，色暗，经前 5 天自觉双乳胀痛及腰酸加重，心情舒畅，舌质红紫，苔薄腻。

处方：经期服用 4 剂温经汤，之后桃核承气汤与温经汤加柴胡交替服用。各 14 剂，每剂服用 2 天。继服大黄䗪虫胶囊，每次 2 粒，每日 3 次，经期停服。

2011 年 8 月 20 日第四诊：月经于 7 月 31 日至，经行 1 周，量较前稍少，血块变少，经色暗红，经前 4 天乳房胀感、腰酸，耳鸣消失，大便略稀。患者因月经的两次到来显得格外兴奋，言语之间充满着感激之情。

处方：经期服用 4 剂温经汤，之后桃核承气汤与温经汤加柴胡交替服用。各 7 剂，3 天服用 1 剂。继服大黄䗪虫胶囊，每次 2 粒，每日 2 次，经期停服。

♡心悟

（1）在开心之余，我在思考如何总结此案。从体质而言，患者属"火体""瘀体"，但单用大柴胡汤合桂枝茯苓丸却不尽如人意。患者有一天的表达"精神恍惚，耳鸣，胸闷，记忆力下降"，让我恍然大悟，非桃核承气汤莫属！再结合反复的流产史，突然想到仅仅使用攻法是不够的，多次的子宫受伤也需要营养，特别是不规则地补充激素后月经零星而至更说明了这个问题。

（2）联想到温经汤的经典原文，除了用于青春期子宫发育不良与更年期功能失调性子宫出血不止的女性患者，更可用温经汤来修复因反复流产而受损的子宫。真是巧妇难为无米之炊啊！

（3）大黄䗪虫丸的使用，在本案中亦是一大特色。主要是用其辅助汤药加强祛瘀力度，但要注意经期切勿使用，以防出血量过大。随着病情的好转可逐渐减量或停用。

子宫瘢痕处妊娠药物流产及手术失败的崩漏案

患者，女，31岁。

因停经41天伴阴道出血1周而入住产科病房，于2010年9月6日药物流产（口服米索前列醇）。9月28日复查B超示：宫腔内混合回声包块。考虑子宫瘢痕处妊娠，诊断为药物流产失败，转入妇科病房。9月29日行经导管动脉栓塞术，后于10月8日在B超下行吸宫术加宫颈缝扎术。术前、术后予米非司酮及甲氨蝶呤（MTX）杀胚治疗，共出血1500ml，输红细胞3U及血浆150ml。术后病理报告见：绒毛及蜕膜组织。出院时血HCG：219.15mIU/ml；B超示：子宫前壁下段切口处见3.7cm×3.1cm×3.0cm混合回声包块，向外突出，子宫内膜厚0.6cm。因无法再次手术而予出院。患者于2010年11月5日至我处门诊。

形貌：体型瘦，肤色偏黄白，轻度贫血貌。颜面双颊少许黄褐斑。

主诉：少腹不适伴少量阴道出血2个月余。

现病史：患者近2个月来一直少腹不适，伴少量阴道出血，出血量不大，药物流产后无改变，手术后亦无改变，反而腰酸加重，少腹及腰骶部有坠胀感，肛门坠胀感。伴头昏、乏力，胃纳一般，偶有恶心，下午怕冷，睡眠一般，二便尚调。

查体：腹肌偏紧，剑突下轻度压痛，左少腹轻度压痛。双下肢无水肿。舌质红，苔中后部薄腻，脉弦细。

处方：胶艾四物汤加黄芩、牡丹皮。7剂×2次。

第二诊（2010年11月22日）：患者诉第1周阴道出血明显减少，第2周消失。头昏、乏力减轻，左少腹不适感仍存，腰酸，腰骶部坠甚。大便日行2次，偏软。复查血HCG 40.09mIU/ml。舌质淡紫，苔薄白。

处方：当归芍药散合薏苡附子败酱散加山药。7剂×3次。

第三诊（2010年12月31日）：患者诉月经于本月20日来潮，行经1周，有血块，色深，轻微痛经，少腹不适减轻，腰酸明显减轻，肛门坠胀感明显减轻，出现牙龈出血，胃纳好转。复查血HCG 8.6mIU/ml（正常范围为0~3mIU/ml）。

处方：上方加桂枝、桃仁、牡丹皮（即合用桂枝茯苓丸）。7剂×3次。

第四诊（2011年1月29日）：患者诉上次月经后又有阴道出血，量不多，一直持续至 1 月 16 日，肛门坠胀感消失，少腹不适消失，稍感腰酸，牙龈出血减少。舌质红，苔薄白。复查血 HCG 1.86mIU/ml。复查 B 超示：子宫前壁低回声区 1.2cm×0.9cm，子宫内膜厚 0.8cm；少量盆腔积液；左卵巢囊性结构。

处方：继服第二诊方，7 剂 ×5 次，一剂服用 2 天。

2011 年 4 月 29 日患者因陪家人求诊，神情欢愉地告诉我 2011 年 2 月、3 月、4 月三个月月经尚调，经期略长，持续 8 天，经量中等，少量血块。无痛经，无少腹不适，稍感腰酸。4 月初至上海某医院复查 B 超示：子宫附件未见明显异常。血 CA-199、CA-125 均在正常范围。上海某医院西医专家告诉她，半年的中医治疗获效属幸运，一般需要治疗 1 年。

❤ 心悟

（1）纵观整个医案，第一诊选方是对症用药，而消除子宫前壁包块的主方为当归芍药散合薏苡附子败酱散加山药。巧妙的是，在第三诊中因考虑轻微痛经及牙龈出血，故合用了桂枝茯苓丸。所以，中间的转折点是：在第四诊描述中继 2010 年 12 月月经后的阴道不规则出血、少量盆腔积液、左卵巢囊性结构，一直持续至 2011 年 1 月 16 日，之后的感觉大有好转。复查 B 超子宫前壁包块减小，但出现了少量盆腔积液、左卵巢囊性结构。考虑患者的整体素质，在第四诊中毅然守第二诊方，放弃合用桂枝茯苓丸。记得当时我对患者说："这是暂时的。"果然不出所料。

（2）《金匮要略》薏苡附子败酱散主治：肠内有痈脓已成，身无热，舌质淡，苔薄白，脉虚数。似乎俱不相应，舌脉亦不支持。但考虑盆腔内包块与慢性阑尾炎同理，故选择合用了薏苡附子败酱散。

中西医结合治疗十二指肠球部巨大溃疡伴出血案

患者，男，14 岁，初一学生。

因上腹部不适半年伴黑便 1 天，于 2011 年 3 月初在我院消化内科门诊诊治。2011 年 3 月 15 日胃镜示：十二指肠球部溃疡伴出血（A1），大小为 3.0cm×3.0cm；浅表性胃炎。血常规示：血红蛋白 83g/L，红细胞 364 万 / 立方毫米，血小板 28.4×10⁹/L。即收住消化科住院治疗，予埃索美拉唑抑制胃酸分泌、血凝酶止血，未予输血。大便转黄、症状好转后出院。出院后上腹部仍隐隐不适，血红蛋白

80g/L。3月28日至我处初诊，要求调理。

形貌：形瘦，身高159cm，体重44kg，肤色黄白、无光泽。

主诉：上腹部疼痛不适半年。

现病史：患者近半年来一直诉上腹部不适，隐痛为主，胃纳一般，嗳气频频，偶有恶心，一直有口气，晨甚，大便偏干，3~4天一行，小便偏黄，常有乏力感，易感冒，肤色一直不佳。从未予检查，曾中药调治乏效。诉1周前大便色黑1天，经住院诊治已转黄，偏干。颜面肤色更白，与黄相间。目前，上腹部仍不适，嗳气频频，怕冷，乏力，无恶心，无呕血。否认消化道溃疡的家族史。

查体：神清，贫血貌。腹肌紧，无压痛。舌质淡红，苔薄黄腻，脉细弦。双下肢无浮肿。

处方：解郁汤加桂枝、陈皮，12剂，每剂服用2天。仍在服出院带药埃索美拉唑，每日1片。嘱食用易消化食物，一定要吃米饭。忌水果及酸性食物。

第二诊（4月23日）：药后大便情况好转，1~2天一次，上腹部疼痛缓解，口气消失，嗳气明显减少，无泛酸。乏力减轻，无怕冷。舌质淡红，苔薄白。

处方：守方，桂枝6g增至10g，7剂，每剂服用2天。停服埃索美拉唑改服兰索拉唑（15mg），每日1片；予生血宁片（蚕沙提取物，其主要成分为铁叶绿酸钠及叶绿素衍生物）2片，每日3次。

第三诊（5月5日）：早晨上腹部有烧灼感，嗳气消失，无泛酸，脸色变亮，舌脉无变化。

处方：改为小建中汤（缺饴糖）加山药、麦芽，21剂，每剂服用2天。余药服法不变。

第四诊（6月29日）：自诉感觉良好，胃纳佳，大便调，上腹部无不适。考虑治疗已达3个月，故6月28日复查胃镜示：十二指肠球部溃疡（S2）、浅表性胃炎。血常规示：血红蛋白100g/L，红细胞532万/立方毫米，血小板29.4×10^9/L。舌质变红，苔薄白，脉平。

处方：继服上方小建中汤加山药、麦芽，10剂，每剂服用3天。生血宁片改服2片，每日2次；停服兰索拉唑片。

♡ 心悟

（1）这是一例中西结合治疗病案，用药前曾考虑是否要撤去抑酸剂，因其家属不肯撤，再者考虑溃疡面积较大，故保留了最小剂量的兰索拉唑。

（2）显而易见，该患者的治疗分为两个步骤，先调后补，循序渐进。3个月的治疗，医患合作非常愉快，孩子的母亲天天去学校送饭，使得药食紧密结合。

（3）为什么不接诊就用小建中汤，而且患者的体质是个桂枝体质，这也是曾思考的问题。当时患者有口气、嗳气、便干、舌苔薄黄腻，故先予解郁汤加桂枝治疗。果不其然，这些症状迅速得以消失，舌苔转净。接着，换成小建中汤，因药房缺饴糖而以山药、麦芽替代，患者说药味很可口。

（4）关于复发的问题与贫血的问题。准备予以小剂量的黄芪当归建中汤，并建议患者坚持合理的饮食，加强锻炼，劳逸结合。

（5）从临床看，患十二指肠球部溃疡的小孩、青年人以及中年、中老年者多为桂枝体质。

神经性耳鸣挫手案

患者，男，56岁，生意人。

形貌：肤色黑，偏胖。

主诉：耳鸣伴头昏、乏力4年余，加重3个月。

病史：患者诉近4年来出现耳鸣，呈渐加重趋势，伴有头昏、乏力，听力略减退，监测血压在正常高值。于五官科就诊，诊断为神经性耳鸣，静脉滴注地塞米松、甲钴胺、辅酶A、ATP等及口服盐酸氟桂利嗪胶囊、尼莫地平片等无效。近3个月来，耳鸣加重，左耳甚，听力下降，乏力，头昏，颈部不适，并出现左侧肢体乏力、手指麻木。平素工作压力大，出汗较多，眠浅、多梦。胃纳可，小便频，时有尿不尽感，大便易不成形，日行1次。

辅助检查：B超示胆囊息肉；肝功能等生化检查均无异常。

体格检查：舌质暗红，舌体偏大，苔薄白净，脉略弦。双下肢无水肿，皮肤干燥。血压130/90mmHg。

处方：三黄泻心汤合四逆汤，7剂，每日1剂。嘱加强休息并监测血压。

第二诊：上方服用14剂后自觉耳鸣好转80%，头脑感觉清醒，睡眠好转。左侧肢体乏力改善，大便成形。舌体偏大，苔薄白净。血压120/80mmHg。

处方：守上方加葛根，7剂，一剂服用2天。

💗 心悟

（1）记得几年前，此患者我曾予丹芎温胆汤、柴胡加龙骨牡蛎汤合栀子厚朴汤及桂枝茯苓丸加牛膝等方药治疗，均疗效有限而中止治疗。此次，另辟思路得以取效，特录之。

（2）如何高效处方是我们的目标，更是一个挑战。寻找切入点，以求对病或对体，或既对病又对体，方证相应才会不空洞。从这个案例而言，把握虚实夹杂的机体状态尤显重要。中老年者体质的下降已成定局，阳气的衰减与机体物质基础的耗损导致了机体的不调，故选三黄（三黄泻心汤）、四逆（四逆汤）来平衡。若此时仅仅调神或活血，就显得苍白无力了。

顽固性头痛调治案

患者，女，48 岁，本院某科护士长。

主诉：头痛 10 余年，加重 2 个月。

现病史：患者诉近 10 年来头痛反复发作，以头顶及后脑勺多发，伴恶心、呕吐少量白色痰涎。平素怕冷甚，夏天不易出汗，不敢穿裙子 10 余年，易胃脘部疼痛，喜热敷，胃纳佳，月经紊乱半年。

既往史：十二指肠球炎史。

辅助检查：头颅 CT、脑电图、颈椎 MRI、心电图、肝功能等生化检查均未发现异常。

目前口服药物：遍服所有止痛药（包括吗啡缓释片），以及中成药正天丸、全天麻胶囊、元胡止痛软胶囊等，均效差。

刻下症状：头痛时作，一周 3 次左右，头顶为主，时连及颈项，痛甚恶心、呕吐痰涎，怕冷，胃纳可，乏力。舌质淡暗，舌体偏胖，苔薄，唇偏暗，脉细。

形貌描述：皮肤白皙，中等身材，皮肤略干。身高 160cm。

治疗经过：第一眼见到患者，就想到了当归四逆加吴茱萸生姜汤。

处方：炒当归 12g，炒白芍 15g，炒赤芍 15g，桂枝 10g，细辛 2g，甘草 8g，梗通草 6g，吴茱萸 3g，干姜 5g，红枣 15g。5 剂后头痛若失，继服 15 剂诸症消失。嘱平素注意防寒、防冻。

❤ 心悟

（1）此案为典型的当归四逆加吴茱萸生姜汤证，见"手足厥寒，脉细欲绝"。患者的舌脉及病史让人很容易想到寒与瘀为主，从体质上辨是桂枝与当归相兼夹的体质，如可见"当归肤""桂枝舌"等。

（2）若治疗仅从活血化瘀角度出发，可以推测有一定疗效，但不持久，故温阳就显得很关键。临床观察发现，本方不宜久服，患者容易出现明显的热化症状，如口干、口腔溃疡等。故本处方中，细辛、吴茱萸、通草的量不大。

男科会诊案

患者，男，58岁。

因尿频、尿急伴会阴部疼痛不适1周，入住我院泌尿外科。已静脉滴注高级抗生素及血管扩张药半月余，效差。刻下患者面色黑，精神躁，睡眠差，尿频、尿急、尿尽时尿道口疼痛，伴少量白色分泌物，盗汗明显，头昏，纳差，腿酸、乏力，怕冷。舌质紫，苔黄腻，脉弦。

西医诊断：附睾炎，前列腺炎，高血压。

经科主任推荐至我处会诊。患者痛苦不堪，言"不愿做男人"。

处方：柴胡15g，白芍15g，赤芍15g，枳壳12g，甘草5g，猪苓20g，茯苓20g，白术15g，泽泻15g，桂枝10g，肉桂10g，制附子10g（先煎），酸枣仁15g，川芎6g，干姜6g，红枣12g。

5剂后复诊：诸症减轻，出院后门诊复诊，使用原方加减5剂基本痊愈。患者及妻子均喜形于色，称"感受到冬天的温暖"。

❤心悟

男科疾病虚实寒热夹杂者较多，前医或西医的治疗已对患者的体质形成影响，由热变寒、由实变虚。故对此类迁延、顽固的男科病症，除了使用四逆散疏肝解郁减压外，常需要用到桂、附。

养生保健篇

从"湿"说起

7月初，仍是江南的黄梅雨季，因胸闷、乏力、周身困重、胃纳差、泄泻、小便涩滞不畅等症状求诊者甚多，为什么？

众所周知，风、寒、暑、湿、燥、火是自然界的六种不同的气候，被称为"六气"。六气生生不息的变化，决定了一年四季气候的不同，即春风、夏暑（火）、长夏湿、秋燥、冬寒。当气候变化异常或急骤，超过了人体的适应能力，或人体抗病能力下降，不能适应气候变化，六气才会成为致病因素，导致疾病的发生。此时，六气被称为"六淫"或"六邪"。

湿为长夏主气。长夏在春夏之后、秋冬之前，是一年中湿气最盛的季节，故长夏多见湿病。其他如涉水、淋雨、久处潮湿环境或汗出沾衣而身体受湿浸渍，均可因感受湿邪而致病。

诸如湿邪侵袭肌表，则易周身困重、四肢酸沉怠惰；湿邪困脾，影响脾胃功能，故见胃纳呆滞、腹胀、泄泻；湿邪留滞关节，则关节疼痛、重着，散步后双手易有沉重感，或双手指关节易僵硬、肿胀，活动后好转；湿浊下注，女性则见霉菌性阴道炎、尿路感染等反复发作，痛苦不堪；湿在皮肤，则见湿疹破溃渗水或皮炎反复发作等。

且在夏季，暑多夹湿，为湿热兼夹或寒湿兼夹。而湿性黏滞缠绵、反复发作或时起时伏，往往病程偏长。

如何解决湿邪对人体的影响？

首先，起居上宜晚睡（但最晚应在23点前）早起，中午补点觉（在11点至13点间，午睡半小时至1小时）。如果晚起，一直睡到午饭时间，那必会头昏脑涨、胸闷乏力。饮食宜清淡小荤，勿过度食用冰冻饮品及水果，否则容易出现胃肠痞胀、泄泻。夏日及黄梅雨季均不建议泡澡、泡脚，否则加重湿气。

另外，锻炼不宜过度，否则出汗太多会耗伤阴精以及元气。空调是夏日的必备品，但必须注意的是，空调的温度要适宜，不应过低。因为温差对中老年人的血管是种考验，炎炎夏日脑卒中也是高发季；而年轻人或孩子的空调病也比比皆是；更年期女性在空调间更要注意保暖。

中药方中，众所周知的藿香正气散出自《太平惠民和剂局方》，能解表和中、理气化湿，多用于外感风寒、内伤湿滞或夏伤暑湿所致的感冒。汉代仲景名方五苓散也大有用武之地，该方功善通阳利湿，水泻、洞泄等服之立竿见影，特别是对拥有淡胖舌、舌边齿痕甚者，效果更佳。而对口干腻、大汗淋漓、豪饮且泄泻者，桂苓甘露饮是一张不可或缺的好方，更是一张治疗暑湿重证的佳方。当然，附子理中丸、参苓白术散、葛根汤、葛根芩连汤、桂枝人参汤等均是治疗泄泻的好方。故必须在中医师的指导下，选方用药，以求方证相应、药到病除。

最后，再聊几句小便。因高温出汗多，尿液就易浓缩，色易黄，故一定要及时口服补液，以防肾结石伴肾绞痛发作（夏季高发）。茶饮中，可饮大麦茶、茉莉花茶、玫瑰花茶等，当然老白茶加点陈皮也是个不错的选择。红茶或普洱茶则更适合冬天围炉煮茶。

小谈"风"

上篇文章我们谈过，风、寒、暑、湿、燥、火是自然界的六种不同的气候，称之为"六气"。六气的生生不息决定了一年四季气候的不同，即春风、夏暑（火）、长夏湿、秋燥、冬寒。当气候变化异常或气候变化急骤，超过了人体的适应能力或人体的抗病能力下降而不能适应气候的变化，此时六气才会成为致病因素，导致疾病的发生。此时，六气被称为"六淫"或"六邪"。

风为六淫之首，是春季的主气。但四季均有风邪，且风邪常兼夹他邪而成风寒、风热、风湿、风燥等伤人。故风邪为外邪致病的先导，致病最多，变化最快。因为风邪无孔不入，是外感发病中的一种较为重要和广泛的致病因素，古人甚至把风邪当作外感致病因素的总称。

风邪为什么那么厉害？

因为风为阳邪，不仅容易侵袭头面部、肌表、肺等人体的外部屏障，还容易兼夹寒、热、湿、燥等其他邪气，导致各种病症的发生。比如，各种类型的感冒，过敏性鼻炎，荨麻疹、湿疹等皮肤病，甚至引发各种肺炎。风性善行而数变，游走性关节炎等风湿疾病就是其典型代表。另外，风性主动，眩晕、面瘫、小儿多动症、癫痫、中风等也与风邪息息相关。

如何解决风邪对人体的影响？我为大家推荐医圣张仲景《伤寒论》中的一首小方——桂枝汤。

桂枝汤（桂枝、芍药、甘草、生姜、大枣）被推为"群方之魁"，是古代的"强壮剂"，可以解肌表、和营卫、调和阴阳，适用于虚弱体质（俗称"弱不禁风"者）的调理。这种人易感受风邪而引发风寒表虚证，其特点：发热、出汗、怕风吹，伴头痛、颈项僵、鼻塞、喷嚏等。南方气候炎热，出汗较多，皮肤、肌肉疏松，感受风寒多见风寒表虚证。

这类易感人群，我们可以称之为"桂枝体质"：往往体格偏瘦弱，肤色白皙而缺乏红光，皮肤湿润而不干燥，唇暗淡而不红润，腹部扁平、腹直肌拘急且缺乏弹力。

值得关注的是，张仲景对桂枝汤的服用方法作了特别交代，提醒后人药后护理的重要性。①喝热粥，忌服水果等生冷之物。②不仅要避免再受风寒，还要盖被助发汗，并且要以遍身微汗为佳，不可大汗淋漓。③根据服药后的反应调整服药量，比如服用一次就恢复得差不多了，那就不必再服；如果服完一剂药后仍不出汗，可以一日连服二三剂。④服药期间饮食宜清淡，避免加重消化负担。

除了感冒，桂枝汤还可以治疗多种疾病。

比如有一类过敏性鼻炎，常因温差而易发，或感冒后易加重，在临床上治疗非常棘手，五官科医生常用脱敏法治疗，至少需要 2 年时间，且疗效一般。而运用桂枝汤或桂枝汤类方治疗一段时间，常常可以治愈，令人感到神奇。

再比如荨麻疹，俗称"风疹块"，是由于皮肤、黏膜小血管扩张及渗透性增加而出现的一种局限性水肿反应，常因过敏、感染、冷热、日光等刺激而发作，也与精神及遗传因素等相关。临床上我们发现，若患"风疹块"的人群属于桂枝体质，运用桂枝汤及其类方可完全治愈，效佳价廉。

当然，体质类型最好由中医师去辨别。人的体质各异，有麻黄、柴胡、桂枝、半夏、葛根、黄芪、大黄等不同体质类型，需要选择相应的方证来对应。不同体质的人感受相同的风邪，表现与治疗完全不同，这正体现了中医同病异治、因人而异、精准治疗的特色。

最后再次强调，身体有问题，请找专业中医师。谨希望此文对读者朋友们有所启迪与帮助。

"寒"与姜

寒为冬季的主气。

若冬季人体防寒保暖不当，易感受寒邪；其他季节，如果气温骤降、汗出当风、淋雨、饿冻露宿、过饮寒凉等，也可感受寒邪。感寒有伤寒、中寒之别，即寒邪伤及肌表与直中于里、伤及脏腑阳气的不同。

寒为阴邪，易伤阳气。寒邪伤及肌表，可见发热恶寒、无汗、鼻塞流涕、头痛、身痛、骨节疼痛等症；若直中于里，则可见脘腹冷痛、呕吐、腹泻等症。中医有"走马看伤寒"之说，是指伤寒发展迅速，且变化多端。所以，感受寒邪一定要及时治疗，否则会出现很多变证或坏证，那就糟糕了。

盛夏有寒证吗？当然有，过度吹空调、喝冷饮，或不当玩水（如漂流）都可导致伤寒。当然，体质强健者，可能不发病，但对于体质虚弱或偏寒者，这些行为就可能是噩梦的开始。很多大病都是由一些不起眼的因素逐渐积累而引发。

治疗寒证，最常用的一味中药就是——姜。

姜是药食同源的典型代表，无人不晓。

民间有"冬吃萝卜夏吃姜"一说，为什么夏天要吃姜？"春夏养阳，秋冬养阴"出自《黄帝内经》，体现的是阴阳平衡的理念。炎热的夏天，人体的阳气顺应自然，升浮发散于体表，而体内阳气则相对虚弱；同时，夏天人们喜食生冷，胃肠更容易积寒。因此，夏天吃姜可祛除寒气，固护体内的阳气。

作为中药，姜有三种形态：生姜、干姜、炮姜。炮制方式不同，药用功效也不同。

生姜，是姜科植物姜的新鲜根茎，具有解表散寒、温中止呕、温肺止咳、解毒的功效。生姜可发汗，民间治疗冒雨受寒者，常饮生姜汤，可一汗而解。生姜红糖汤更是民间流行的祛寒发汗方，凡感受风寒，或涉冷水，或过食生冷，导致恶寒、鼻塞、流清涕，腹痛、腹鸣、便稀者，可趁热服用，然后避风睡觉，待汗出身热，诸症可解。生姜可护胃，民间常用生姜大枣汤（生姜10片、大枣20枚），治疗消化道疾病见恶寒、恶心、食欲不振而不渴者；在汤药中加入本方，可以矫味，更可护胃。当秋高气爽品味大肥螃蟹时，一盘调拌了姜末的醋是必不可少的，在去腥解寒的同时也增加了对胃肠的保护。

生姜药用非常广泛。《神农本草经》谓："生者尤良。久服去臭气，通神明。"《伤寒论》入方37次，《金匮要略》入方41次。黄煌教授在《张仲景50味药证》中讲道：生姜主治恶心、呕吐。关于生姜的用量，用于呕吐者，用量宜大，甚至多达500g；用于和胃理虚，则常用6~9g；用于腹痛、热利或黄疸者，则仅用6g以下。

将生姜晒干或焙干，即成干姜。一经晒干或焙干后，药性也就发生了变化，生姜行散的力量更强，干姜温热的性质更明显。故干姜能回阳，多用于腹冷、腹泻者；生姜能散寒，亦能止呕，多用于腹冷、无汗者。清代邹润安先生的《本经疏证》对二者的区别讲解精辟："曰寒者多用生姜，曰冷者多用干姜……干姜可代生姜，生姜不可代干姜……呕者多用生姜，间亦用干姜。咳则必用干姜，竟不得用生姜。盖咳为肺腑病，肺主敛不主散也。"黄煌教授《张仲景50味药证》中谓：干姜主治多涎唾而不渴者，兼治呕吐、下利、咳逆。

将干姜用砂烫至表面鼓起，表面棕褐色，即为炮姜，其作用为温经止血、温中止痛。后世医家在妇科方面运用较多。

经常会有人问我，是否可以每天吃姜，早上吃还是晚上吃？可否用姜灸？那么，首先要搞明白自己的体质是偏寒还是偏热，偏虚还是偏实。作为调料，无关紧要；若药用或大量使用，一定要当心，特别是热盛及阴虚内热者忌服。相反，体质偏寒者，不必拘泥于早上吃或晚上吃，也可适量姜灸。《张仲景50味药证》指出：干姜证属里寒证，临床上以"干姜舌"（舌苔白腻或白滑，口不渴，甚或口中有冷唾）作为明确的鉴别诊断依据。

"燥"与百合

说完了"风""寒""湿"，我们再来说说"燥"。

燥为秋季主气。秋天气候干燥，故多见燥病。当然，如果久晴无雨、骄阳久曝（如日光浴）、火热烘烤（如温灸、酷暑）等均可感受燥邪而为病。由于兼夹邪气的属性或患者寒热体质的不同，燥病有温燥、凉燥之别。一般情况下，在初秋易发温燥，而深秋易发凉燥。

燥邪干涩，易伤阴液，影响最大的是整个呼吸道。影响上呼吸道，则易鼻燥、咽喉干痛，口干、唇干，干咳少痰且难咳；影响气管或肺，则咳嗽剧烈、痰中带血、喘息胸痛、呼吸不畅；肺与大肠相表里，若燥邪影响大肠，则易见大便干燥不畅。

如何防燥？秋季当令的食物，如百合、莲藕、雪梨、银耳等均为佳品。这里我们只谈百合。

百合，甘淡微寒，是药食同源的润燥上品。清代黄宫绣先生编著的《本草求真》认为，百合专入心与肺，而能敛气养心，安神定魄。《神农本草经》谓"（百合）主邪气腹胀心痛，利大小便，补中益气"，这里的"邪气"是指邪热。百合能解心之邪热，则心痛自愈；能清肾与大肠之热，故可利大小便；甘又能补中，热清则气生。故《本草正义》强调："百合乃甘寒兼苦，滑润之品。《本经》虽曰甘平，然古今主治皆以清热泄降为义，其性可见。"

故而，百合的作用在于清心、肺之余热。加上其甘中有敛，胜于五味子之酸收，于心肺最宜。但终究其属清邪、除热、滑利之品，所以阳气不足者、大便溏泄者不建议服用，易食积者建议小剂量服用。

提起百合，都知道它能养阴、清热、润肺（如清代汪昂先生《医方集解》的百合固金汤，能养阴润肺、化痰止咳，主治肺肾阴虚之咳），却忽略了它的清心安神之功。

百合的清心安神作用不容忽视，尤其是在精神压力倍增的当下显得更为重要。在医圣张仲景的《金匮要略》中，百合是治疗"百合病"的专药。

什么是"百合病"？

（1）患者在外观上没有显著的病态，主观感觉上却会出现很多莫名其妙的不适。比如沉默寡言、想睡睡不着、想走走不动、食欲不定、忽冷忽热、怕冷又怕热。医生运用或热或寒等多种药物均无效，反而会出现呕吐、下利等不良反应。

（2）伴有口苦、小便赤、脉微数等病理征象。

出现这两方面的病状，即可诊断为百合病。本病多见于热病之后，或情志不遂，引起心肺阴虚内热所致。《金匮要略》中以百合地黄汤为其主方，其他还有百合知母汤、滑石代赭汤、百合鸡子黄汤、百合洗方、百合滑石散等，皆可按照病情随证施治，疗效斐然。

临床上，热病后或情志不遂，均可引发精神恍惚不定、失眠，语言、行动、饮食、感觉异常，口苦、小便赤、脉微数等症状。比如感染新冠后，很大一部分人群会出现此类症状，我喜欢在竹皮大丸或竹叶石膏汤的基础上合用百合地黄汤或只加入百合，往往会取得非常好的疗效。所以，我强烈建议在每一次病毒感染或细菌感染后，一定要用中药去善后。

当然，秋燥之时，不妨自己做些甜品养养心肺之阴。百合粥、百合莲子羹、百合银耳羹都不错，美味又营养，还有一定美容的作用。但不要贪吃，以防胃胀。

酷"暑"与石斛

炎炎酷暑，面对火锅、冷饮等诱惑，如何养护内脏？快来了解这味中药界的"大熊猫"。

小暑过后，进入三伏天，火辣辣的太阳炙烤着大地，使人透不过气来。因天气极热，常大汗淋漓而造成体液的丢失，中医称之为"大汗伤阴"。

不仅如此，烈日当空，我们还喜欢在冷气充足的空调房里，吃着热气腾腾的麻辣火锅，豪饮着冰镇啤酒，冰火两重天，酣畅淋漓！

朋友们，你们的胃还好吧，扛得住吗？

也许偶尔吃一次很减压，然而，一定得有好的胃肠功能来支撑。且"入口处"没有烦人的口腔问题，比如口疮、扁平苔藓；"出口处"还要有光滑的肛门，毕竟痔疮的发病率太高了。民间有一句古话说得很形象——"吃辣椒两头受苦"。

本来就易造成阴虚的盛夏，因为我们的肆意妄为，更易使消化系统雪上加霜。统计数据表明，长期吃火锅的人群罹患口腔癌或者食管癌的比例明显变高。

年龄越来越大，我们饮食的范围却越来越小。为什么？道理简单又戳心——我们的内脏会伴随着容颜一起衰老。我们动辄一掷千金养颜护肤的同时，是否想过脏腑也需要因时因地、恰当地呵护保养？随着年龄的增长，更应该懂得节制的意义，就像绿灯的畅行一定要红灯的约束，人生如此，阴阳亦如此。

那么，夏天阳盛之际，又该如何养护我们的阴液？我给大家介绍一味中药——铁皮石斛。

1. 石斛的由来

众所周知，斛是我国古代的一种容器。石斛生长在石壁上，枝条中有津液充盈，故而得名。石斛有植物黄金之称。我国的石斛主要有：铁皮石斛、霍山石斛、鼓槌石斛、金钗石斛、流苏石斛等。石斛中的上品是铁皮石斛，取铁皮石斛的鲜条，边炒边扭成螺旋形称为"铁皮枫斗"。千年以来，铁皮枫斗一直被视为"九大仙草"之首。

2. 石斛的功效

夏天有很多运用石斛的机会，比如正常人在大量汗液丢失时可以用其迅速补充阴液，以保持阴阳平衡。同时，石斛可以清虚热，能明显改善疰夏症状（立夏后纳差、易疲乏，偶伴低热）。

石斛尤善补养肺胃之阴，如基础体质有糖尿病史、肺结核史、胃/食管癌手术史、鼻咽癌或口腔癌放疗史者，则更加适合服食。石斛还可以补肝阴，后世有石斛夜光丸、石斛明目丸等滋阴补肾，清肝明目。

近10年来，我在临床上发现，患有干燥综合征或白塞综合征或皮肌炎等自身免疫性疾病的患者，有很大一部分人群非常适合食用石斛。我让患者每日煎煮枫斗3g，代茶饮，生津功能较好，体力会明显提升，且可能会改善由于自身免疫性疾患而导致的肺间质性改变。

3. 石斛的应用

我将临床运用石斛的抓手总结为：体型偏瘦，胃纳一般，易口干、汗出、疲乏，眠浅、易醒，大便偏干，舌质偏红、苔偏少，脉细弦等。

黄煌教授在20多年前发现，大剂量的石斛可以明显改善下肢循环，首创四味健步汤，针对糖尿病特别是已经伴有周围神经病变的患者，疗效颇佳。正如《神农本草经》所云："（石斛）主伤中，除痹下气，补五脏虚劳羸瘦，强阴。久服厚肠胃，轻身延年。"

注意：不是所有人均适合食用石斛，若舌苔腻浊、舌质淡胖、易腹泻者应禁用！

炎夏酷暑聊聊"天然白虎汤"

又是西瓜上市时，又到了炎夏酷暑季，每逢这个时候，解暑降温就是应季的话题。

对付中暑，我们的祖先有的是办法。今天就着重说说"白虎汤"。

在汉代，中暑被称为"中暍"，是危急重症。《伤寒论》名方白虎汤（生石膏、知母、甘草、粳米）、白虎加人参汤（前方加人参）就是用来清热生津、解渴止汗的救命方。

我们先看两则案例，感受一下白虎汤的"威力"。

（1）南宋著名医学家许叔微先生的中暑治愈案（《伤寒九十论·面垢恶寒证》）：一尼病头痛身热，烦渴，躁。诊其脉大而虚。问之曰：小便赤，背恶寒，毛竦洒洒然，面垢，中暑也。医作热病治，但未敢服药。予投以白虎汤，数日愈。

（2）日本尾台榕堂先生之九宫鸟热病治愈案（《方伎杂志》）：近藤赖母先生隐居，喂饲九宫鸟。此九宫鸟患病，请治鸟病有经验者亦治疗不愈。其症状与人之热病相同，唯饮水，毫不进食。观之，血液枯燥而又作渴，缩成一团等死。据此，投三剂白虎汤冷服，精神当即转佳，再服用三剂效更佳，予三剂竹叶石膏汤以清除余热而治愈。

白虎汤之所以有此神效，是因为它可以清热、生津、解渴、止汗。清代叶天士先生就曾指出："夏暑发自阳明，古人以白虎汤为主方。"南京陈亦人教授也说，白虎汤作为一首辛凉重剂，能够清热保津、达热外出，是治疗阳明胃热津伤的主方。而今，白虎汤不仅用于治疗中暑，凡以高热为表现的重病或大病，如流行性乙型脑炎、流行性脑脊髓膜炎、大叶性肺炎、流行性出血热、流行性感冒、猩红热等发热性疾病的极期，运用概率都非常大。

然而，要特别注意的是，白虎汤是彪悍之剂，使用时必须牢牢抓住其方证要点：恶热、自汗出、脉浮滑。方证相应乃可处方，否则就会酿成大祸。正所谓："白虎剽悍，邪重非其力不举，用之得当，原有立竿见影之妙，若用之不当，祸不旋踵。"为什么这么说呢？伤寒大家刘渡舟先生给出了具体的阐释：白虎汤是甘寒清热之重剂，表寒证用之，每可冰伏表邪，郁遏阳气，甚或引邪内陷而病必不除。因此，用此方切不可孟浪，务必牢记"方证相应"四字箴言！

白虎汤威猛，不可滥用，老百姓夏日解暑怎么办呢？

那就不得不再次隆重推荐"天然白虎汤"——西瓜。

西瓜的药用价值，在明代李时珍的《本草纲目》中就有记载。西瓜又名寒瓜，其味甘、性寒，可解暑生津、利尿消肿、缓解疲劳、润肠通便等。西瓜全身都是宝，它的皮、瓤、籽、蔓、叶都能食用或药用。比如西瓜皮又叫"西瓜翠衣"，是一味中药，可以清热、解暑、利尿。而且，西瓜不仅可以治疗中暑，还可以治疗高血压、肾炎、肝炎、胆囊炎、黄疸等病症。

随着各种进口水果的出现，西瓜虽已丧失夏日第一宠儿之位，但其"天然白虎汤"的独特身份与功效，却是其他水果无法比拟的。夏令常吃，不仅可大快朵颐，还能预防中暑、辅助治疗其他温热病，何乐而不为？

当然，易腹泻及糖尿病等人群，需慎食西瓜。

小议黄芪

新冠感染或流感后，太多的患者自认为"气虚"，症见汗多伴乏力、胸闷、气短，故自购玉屏风口服液或黄芪精口服液。不可否认，有获效者，但找我求诊者，更多的是乏效者或不适症状加重者，为什么？

中医认为，当机体受到邪气（如新型冠状病毒或流感病毒、EB病毒、轮状病毒等已知或未知的病毒）入侵后，正气会受到攻击，正邪交争。如果正气充足，邪气逐渐被祛除体内，机体慢慢恢复，但达不到原本的平衡时，患者的正气会因此而有不同程度的下降，而邪气难免会残存。故此时，更重要的是清除体内残存的余邪，比如可服用小柴胡汤或竹叶石膏汤等来善后，而不是盲目服用黄芪制剂来一味地"补虚"。此时补虚，不仅药不对症，时机更不适宜，特别是舌苔厚腻、口气很重的人群，建议不要乱服黄芪类中成药，不然会使病情更加复杂、病程更久、口气更重。

中医圈中善用黄芪者，有民国时期北京著名中医陆仲安先生，人称"陆黄芪"，他在治疗胡适先生的糖尿病肾病合并心脏病水肿一案中让人印象深刻，使用了大剂量的黄芪（10两，相当于300g）配党参而愈。有清代名医陆以湉先生，在其著书《冷庐医话》中记载的治疗胎死腹中、全身肿胀、气喘身直、危在旦夕的吴氏案，用生黄芪四两、糯米一酒盅，煎一大碗，用小匙逐渐呷服。服至盏许，气喘稍平，即于一时间服尽。便通肿消，旋即生产，因系夏日，孩尸已烂成十数块，逐渐而下，一无苦楚。更有近代浙江经方大医范文虎先生在治疗妇人产后腹大如鼓之肿胀、气喘时，见舌淡红、脉近芤（极虚脉），后苦思冥想到《冷庐医话》中之案例，故用生黄芪一两煎汁，煮糯米半杯，成粥淡食，五日霍然而愈。

这些令人震撼的医案，使我们领略到黄芪的奇妙功用：黄芪能消肿，能实表。表虚则水湿停聚在皮里膜外而成肿胀，黄芪可以开通经隧，水被祛逐，肿胀自消。

黄芪，为豆科植物蒙古黄芪或膜荚黄芪的干燥根。《神农本草经》载为上品，山西沁源（原称绵上）产者名绵黄芪，为最良品。《神农本草经》谓："（黄芪）主痈疽，久败疮，排脓止痛，大风癞疾，五痔，鼠瘘，补虚，小儿百病。"可见黄芪为"兴奋强壮药"，能促进病变组织之排异、健康组织之再生。如《金匮要略》中黄芪桂枝五物汤治疗血痹，是取黄芪祛除皮下组织之水毒，恢复皮下之营养。故黄芪适用于慢性病、表虚停水证等，急性传染病则不适用。

黄煌教授编著的《张仲景 50 味药证》中指出黄芪药证：主治汗出而肿，肌无力者。强调此类人群具有多汗畏风、水肿足麻、面黄肉松、能食易饥乏力、舌淡苔润等特征。这类人往往养尊处优、喜食肥甘、缺乏体力劳动，因此被称为"尊容人"，在中老年人群中多见，在糖尿病、冠心病、高血压、心肾功能不全等患者群体中易见。用黄芪类方如黄芪桂枝五物汤、防己黄芪汤、黄芪建中汤、防己茯苓汤等调理这类多病兼夹体质，临床疗效突出，还可以明显改善患者的生活质量。

反之，面白形瘦、肌肉坚紧、平素咽喉易于红肿疼痛、大便秘结者，黄芪应慎用，尤其不可大剂量使用。若使用不当，可有腹部胀气、不欲食等不良反应。

中药养生说黄芪

黄芪，俗称"叫花子补药"。因为它是药性平和、价格低廉的补气药，民间经常用来制作药膳，比如黄芪鸡汤、黄芪糯米粥、黄芪猪骨汤等。

但一定有很多人感到困惑：服用过黄芪药膳后，有些人感觉很好，既美味又增强体力，有些人却感觉相反，既难吃又不舒服，口干舌燥，胃胀难耐。特别是近几年，很多人在新冠或其他病毒感染后，动辄汗多、乏力、胸闷、气短，便自认为是"气虚"，自服玉屏风口服液或黄芪精口服液后，有些人确实有效，更多的人却感觉无效，甚至不适症状加重，为什么？

《神农本草经》说黄芪"主痈疽，久败疮，排脓止痛，大风癞疾，五痔，鼠瘘，补虚，小儿百病"。这句话囊括了黄芪的大部分功效，是什么意思呢？我们可以归为以下几个类别。

1. 皮外科病

黄芪在皮外科病的治疗中，不仅运用非常广泛，而且非常重要，专治严重的、久治不愈的皮外科病症。

所谓"痈疽，久败疮"，是指疮疡久治不愈，脓成而不溃或溃破而不收口，导致局部长期流稀脓、稀水为主要表现的病症，如皮肤的化脓性感染、慢性骨髓炎、慢性乳腺炎等疾病。

所谓"鼠瘘"，则是慢性淋巴结肿块溃破后，长期流稀水、稀脓。"五痔"就是各种痔疮。"癞疾"多指麻风病。

除此之外，黄芪还可以治疗顽固性老年性皮肤瘙痒症。

黄芪为什么可以治疗这些难治的皮肤病？近代中医学家章次公先生认为，这类疾病多因皮肤、肌肉组织缺乏营养引起，黄芪的补益成分能使肌肉细胞恢复活力，有托毒外出、排脓生肌之功效。

因此，历代医家都将黄芪作为中医外科中不可或缺的要药。比如黄芪、麻黄配伍，可以治疗痘疮；黄芪、白芷配伍，能托疗疮之毒外出；生黄芪、天花粉、生甘草配伍，可以治疗各种疮疡。我国中医学界的泰斗、中西医汇通的张锡纯先生认为，此三味并用，对疮疡已溃者，能生肌排脓，即溃烂至深处，旁串他处，不能敷药者，亦可自主长肌肉，徐徐将脓排出。

总之，黄芪可以加速病变组织的修复，促进健康组织的再生。我们在治疗疮疡、结节、肿块时，若久治不愈，千万不要忘记黄芪，

2. 风证

"大风"也就是风证，包括外感风邪与脑血管疾病之中风。

外感风邪常见于感冒、过敏性鼻炎，以及怕风、容易出汗等病症。临床上，易感冒、过敏性鼻炎、恶风、易出汗等，常用黄芪、白术、防风组成的玉屏风散。该方是益气固表止汗之圣方，能显著提高机体的免疫力。

中风是现代高发疾病，治疗中风，黄芪也是常用药。比如《金匮要略》中的黄芪桂枝五物汤，专治因气血虚弱、感受风邪使血行阻滞而引发的肢体局部麻木不仁或轻度疼痛。后世医家还发现，此方治疗末梢神经麻痹，药效也很好。《医林改错》中的补阳还五汤，则是一张治疗中风后半身不遂的专方。

黄芪能治中风后之瘫痪，表明了黄芪是治疗中枢神经系统疾患之要药，也是中医补脑之要药。其一般在中风恢复期和后遗症期使用，且需连续、长期服用，才有明显疗效。

3. 补虚强壮

黄芪可治"小儿百病"，主要就是因为其补虚强壮之作用。

《金匮要略》中有几张名方，一张是黄芪建中汤，可以广泛运用于脾胃虚弱的瘦弱小儿；另一张是桂枝加黄芪汤，专治易感冒、汗出多的肤色黄白的瘦弱小儿。玉屏风散同样是小儿常用的固表止汗强壮剂。需要注意的是，儿科临床运用黄芪宜小量，时间勿久。

当然，黄芪的补虚强壮作用同样适用于成人。

4. 利水退肿

这是后世医家不断验证的功效。

日本著名经方家吉益东洞先生在《药征》中描述：黄芪主治肌表之水也，故能治黄汗、盗汗、皮水，又旁治身体肿或不仁者。比如防己黄芪汤与防己茯苓汤同治肌肤水肿，防己黄芪汤证是身重汗出，用黄芪五两；防己茯苓汤证是水气在皮肤中，用黄芪三两。黄芪用量随水气之多少而变化，足以证明此说之正确。

日本汉方医家汤本求真先生更是认为，黄芪是一种强壮利尿药。

清代名医陆以湉《冷庐医话》中记载，一孕妇胎死腹中，全身肿胀，气喘身直，危在旦夕。他用生黄芪四两、糯米一酒盅，煎一大碗，用小匙慢慢喂服，服用大概一盏茶的量，气喘已稍平，待服尽，便通肿消，已腐烂的孩尸逐渐排下，一无苦楚。后世浙江经方医家范文虎先生也遇到过类似的病例，一妇产后腹大如鼓，肿胀气喘，舌淡红，脉近芤。受陆以湉医案的启发，他用生黄芪一两煎汁，煮糯米半杯，成粥淡食，五日霍然而愈。多么令人震撼的医案！黄芪能退肿，毋庸置疑。

需要注意的是，黄芪主治繁多，用量有讲究。仲景使用黄芪有三个剂量段，大量（五两）治疗水气、黄汗、水肿；中量（三两）治疗风痹、身体不仁；小量（一两半）治疗虚劳不足。

那么黄芪适合哪些人群使用呢？

黄煌教授将适合长期服用黄芪的人称为"黄芪体质"者，其特征如下。

（1）形貌方面：面色黄白或黄红、黄暗，且缺乏光泽；肌肉松软，浮肿貌，目无精彩。腹壁软弱无力（俗称"黄芪肚"），舌淡、苔润。

（2）平素易出汗、畏风，遇风易过敏，或鼻塞或咳喘或感冒；大便溏泄不成形，或先干后溏；易水肿，特别是易足肿，手足易麻木；皮肤易感染或溃疡。此类患者大多能吃、贪吃却依然乏力。

这类人在《金匮要略》中被称为"尊容人"，其形成多因缺乏运动、过食肥甘、过度食用食品添加剂，或因疾病、衰老等。

哪些人不宜使用黄芪呢？

若表实有热、积滞痞满者忌用；阴虚，见身热汗出者忌用；上焦热盛、下焦虚寒以及患者多怒、肝气不和者忌用；痘疮血分热盛者忌用。

这些人若使用不当，或大剂量使用黄芪，可导致胸闷、腹胀、不欲饮食、乏力、出汗更甚等。正如金元医家朱丹溪先生所言,本品功专补气,肥白而多汗者为宜,若面黑形实而瘦者,误投之令人胸满。

至此,我们就可以解开前面的困惑了。新冠或其他病毒感染后,出现动辄汗多伴乏力或胸闷气短者,往往是外邪未尽,可考虑小柴胡汤或竹叶石膏汤等。只有邪气已尽,患者属黄芪体质时,比较适合服用黄芪制剂来改善体质、增加免疫力。如何判断邪气是否清除干净?望舌苔有重要的意义,若舌苔厚腻、口气重者为未净,忌服黄芪类中成药,否则会使病情更为复杂、病程更久、口气更重。

当然,服用黄芪药膳后感觉美味又舒服者,属于典型的黄芪体质,建议常服、久服、小剂量服。如临床上有肾脏疾病的患者,可常服糯米黄芪粥,对改善水肿、尿蛋白等病症疗效斐然。反之,那些觉得黄芪难吃,食后不适者,则应慎服或忌服。

山药的前世今生

山药,古称"薯蓣",为薯蓣科植物薯蓣的干燥根茎。《神农本草经》将其列为上品,认为其"主伤中,补虚羸,除寒热邪气,补中,益气力,长肌肉。久服耳目聪明"。其功能主治可简要概括为健脾、补肺、固肾、益精。

山药色白入肺,味甘入脾,气虽温而性却平,为补脾肺阴之佳品。不仅如此,清代汪昂先生强调"山药性涩,故治遗精泄泻",加之味甘兼咸,又能益肾强阴,故六味地黄丸、金匮肾气丸等方中用山药佐地黄。所以,我要特别把山药推荐给体型偏瘦又容易腹泻的患者,其能健脾且益肾,还能长肌肉增肥。

经方中有一张以山药命名的方子——薯蓣丸,是补益气血兼疏风散邪的名方,其载:"虚劳诸不足,风气百疾,薯蓣丸主之。"《金匮要略》中,把因劳伤过度而体质虚损所致的慢性衰弱性疾患称为"虚劳"。具体来说,虚劳的根源是先天禀赋薄弱,或后天起居、饮食、七情失常,劳倦、色欲过度,疾病误治,病后、产后失于调理而导致的五脏气血阴阳虚损。今天,这些理论与经验依然适用,并且有着非常重要的意义。

新冠来临之前,一些体质特别弱的患者纷纷向我咨询应对之法,我按照薯蓣丸原方比例将饮片打为粉末,炼蜜做成小丸,让他们空腹服用,每日 3g,3 个月为一个疗程。效果让人欣喜,完美体现了薯蓣丸以扶正为主,寓祛邪于扶正之中,使正复邪除的理念。因此，凡正虚邪恋、气血虚弱为主者，皆可用之。当然，形成虚劳的病机繁多，薯蓣丸不是"万应丸"。比如"虚劳虚烦不得眠"就要选用酸枣仁汤养阴除烦；"腰痛、小便不利、少腹拘急者"则宜用八味肾气丸来温肾阳、滋肾阴、化气行水，辨证不同、病机不同，所用的方剂也就不同。

说到山药，就不得不提到河北近代名医张锡纯先生，他对山药推崇备至，谓"志在救人者，甚勿以为寻常服食之物而忽之也"，且"性平，可以常服多服"。他所著《医学衷中参西录》中所创 160 余首方，用山药者 48 首；他所治的 137 个案例中，用山药者有 91 案。张先生将山药的功效具体归纳为以下几点。

（1）补肺肾，定喘嗽。"山药补肾兼能补肺，且饶有收敛之力，其治喘之功最弘也"。他自创薯蓣饮与薯蓣粥二方，专治肺肾两虚之喘咳。

（2）养脾肾，止泻利、呕吐。"山药脾肾双补，在上能清，在下能固，利小便而止大便，真良药也"。他创制的薯蓣粥，用山药 1000g，煮粥服之，治大便滑泻，益脾胃，还可止呕吐；还创制了薯蓣半夏粥（生山药与姜半夏各 30g），治胃气上逆或冲气上冲所导致的呕吐不止，闻药气则呕吐益甚，诸药皆不能下咽者。

（3）益肾脏，疗淋病。他创制了劳淋汤、膏淋汤等，以山药为君药治疗淋证。"盖山药为滋阴之良药，又为固肾之良药，以治淋证之淋涩频数，诚为有一无二之妙品"，山药用量大于 30g，功专力宏，取效甚捷。

（4）养阴液，治消渴；滋阴津，治温病。张锡纯用白虎汤及白虎加人参汤，每用山药代粳米，一般用 30g；而治急证、重证，每用 120~180g，甚则 1000g。而且他认为，山药生用所含蛋白质未破坏，滋阴生津、补益脾肺肾之效更佳。

无论药用还是食疗，张锡纯先生都为后学者打开了一扇大门！而今临床中，山药是我喜用且不可替代的一味中药；生活中，我最喜欢做的一道菜便是鲜蓝莓汁拌山药泥（佐以少量冰糖），味道好极了！

综上所述，山药是扶正补虚、药食两用之品。其性平和，功效广泛，能滋阴又能利湿，能滑润又能收涩，能补肺肾兼补脾胃，在滋补药中诚为无上之品。但需要注意的是，由于本品富含蛋白质与淀粉，易胃脘饱胀或食积便秘者不宜多食。还有，对本品过敏者勿服。

父亲节小文

恰逢父亲节，有很多话想说。当然，这些话针对的是男人们。

放耳听去，"医生，我是不是肾气不足？""医生，我是不是阳虚？""医生，我吃了金匮肾气丸，怎么没感觉？"似乎做男人好难，为什么？

年轻男性也有他们的烦恼。比如我常常要反复告诫年轻男孩"遗精莫怕""什么样的手淫问题才算问题""你没问题，没肾虚"等。我想对年轻男孩说，如果没有荷尔蒙（激素）的分泌，人类就无法繁衍，故冲动绝对不是魔鬼，适度才是最重要的。另一方面，冲动也会有波动，不要老怀疑自己肾虚了，不需要乱服用补肾药，否则会适得其反。比如金匮肾气丸是医圣张仲景主要针对老年男性肾虚腰痛的专方；到了宋代，儿科名医钱乙创制了六味地黄丸，则是在金匮肾气丸的基础上去掉了桂枝、附子，主要用于先天发育不良的小儿来滋补肝肾，却被后世很多人乱服滥用。

中年男性亦有专属困惑。事业的压力加上发福把最后的一点欲望浇灭了，把好好的夫妻生活过成了亲密室友或佛友。我想对中年男性说，生活已很艰难，何必为难自己，为什么不让自己过得精彩一些。适度的性生活会让人保持身材与心理的年轻姿态，更是"减压魔棒"，因为他燃烧了体内多余的卡路里。也许，当今男性更需要一些兼顾调神的方剂，比如温胆汤清心化痰安神、柴胡加龙骨牡蛎汤调神减压助眠、解郁汤疏肝理气和胃，等等，而不是海参、西洋参或冬虫夏草等所谓补药的无效加持。

而一些老年男性则容易走两个极端：要么认为清心寡欲是长寿的秘诀，要么干脆来个"爷孙恋"。我想强调的还是个度，这要看夫妻双方的需求。建议有时间可以看看日本作家渡边淳一的书，也许会有意想不到的收获。当今男性需要静下心来调理身体，考虑如何使高血压、高血脂、高尿酸、高体重等趋于正常。膏滋药、琳琅满目的各种保健品通常是无法帮助你的。

炎炎夏日，谨防冷饮伤身

随着天气逐渐变热，人们越来越喜欢食用冷饮，如冰淇淋、冰棍、沙拉等，既能过嘴瘾又能起到解暑的作用。但是，大量食用冷饮会对人体健康造成很大的危害。

1.冷饮的七大危害

（1）冷饮伤心

冷饮会影响人体的血液循环，导致血管收缩，增加心脏负担，容易引起头痛、心悸等症状。

（2）冷饮伤脾胃

人体脾胃为"后天之本"，是消化吸收的重要器官。而大量食用冷饮会刺激胃肠道，使其收缩紧张，从而降低脾胃的消化能力，导致脾胃虚弱，出现消化不良、腹泻、便秘等症状。身体 37℃，冰淇淋 0℃以下，这需要消耗很多阳气把它捂暖，时间一长，脾胃阳气渐渐不足，运化无力，水湿之邪停聚在中焦脾胃，身上湿气多又阳气不足，肚皮摸上去就总是凉凉的。寒伤脾阳，而过多地食用甜食，则会让身体被痰湿所困，加上冰淇淋脂肪含量不少，太多的油脂也会伤脾生湿。香醇又酷爽的冷饮背后，是又冰、又甜、又油的寒湿之气……肚腹受寒之后，更容易形成腹部肥胖。

（3）冷饮损阳

阳气就是生命的能量。人体阳气在夏季最旺盛，而冷饮会使人体阳气受到伤害，导致人体阴阳失衡，不仅会出现头晕、疲乏、食欲不振等症状，还会伤及五脏六腑，导致气血不畅。

（4）冷饮伤肺

冷饮伤及肺气，导致肺寒，就会引发咳嗽、痰多，甚至哮喘等肺系疾患。

（5）引发妇科疾病

相对于男性来说，女性更要少碰冷饮。由于女性特殊的生理原因，如怀孕、经期等受到冷饮刺激极易导致"宫寒"，引发痛经、月经后期、月经量少等一系列妇科病症。

（6）对牙齿和咽喉造成危害

冷饮中含有大量的糖分和化学添加剂，易对口腔和咽喉造成刺激，导致龋齿、口臭、咽喉疼痛等问题。

（7）冷饮损伤容颜

中医认为，有诸内者，必形诸外。因此，冷饮伤及五脏六腑，也一定会有外在表现。比如，肺主皮毛，冷饮伤肺，毛孔开阖失调，长此以往，便会导致毛孔粗大；脾胃受寒失运，会让湿浊内生，导致痤疮此起彼伏；身体血液循环不好，又容易形成黑眼圈。

2. 中医应对小妙招

（1）饮食应以温热为主，尽量少吃冷饮，以促进脾胃消化、吸收功能的正常运行。

（2）多食用一些温性食物，如生姜、红糖、紫苏、羊肉等。俗语说：冬吃萝卜夏吃姜，不劳医生开药方。生姜可以温中散寒止呕、温肺止咳，是治疗肺胃之寒的要药。很多女性痛经喝生姜红糖汤即可缓解，就是因为生姜可散寒止痛，红糖可温经活血止痛。

（3）艾灸，用纯阳之物，祛除寒气。艾草燃烧的能量，就像阳光普照一样，让一切阴暗的、冷滞的东西消失无踪。体内阴寒湿邪的积聚，艾灸一用，立即枯朽瓦解。推荐艾灸关元穴，把自己的元气"关起来"，也直接温暖了小腹。坚持艾灸一段时间，上热下寒也会改善，你就不会因为上面的虚火而不停地想吃冰淇淋了。

（4）贴暖宫宝，做暖宫操。宫寒的人去运动，只会更加疲累。和缓的暖宫操，做起来不累，单做几个回合就能出汗，让气血运动起来。

诊余语录篇

方药

（1）大柴胡汤体质的人会出现里虚或阳虚吗？答案是肯定的。我认为大柴胡汤体质的人久实必虚，虚虚实实，关键在于我们如何把握。证在变，方亦在变，但万变不离其宗。那就是方证相应！

（2）应用大柴胡汤后三天无大便、矢气多，这也是下之的表现，通则不痛。

（3）使用大柴胡汤与天冷无关，当用则用！舌脉很关键，但全身状况更重要，比如有些患者其腹胀是不实的。临床发现，有脂肪肝的患者应用大柴胡汤的效果欠佳，特别是嗜酒者，不过同时合并胆囊问题者可以使用。另外，葛根芩连汤在临床上用于治疗急性肠炎，醉酒后头昏、头痛，糖尿病的患者疗效较好。

（4）我最近越来越喜欢用柴胡桂枝干姜汤了，上有口干或口苦，中有胸满，下有便溏即为应用指征。

（5）黄师在《中医十大类方》中就指出，柴胡加龙骨牡蛎汤是治疗千千万万的精神、神经疾患的有效方剂。我的临床体会：应用该方舌苔一般较腻，体质偏实热，如果实热不明显一般建议使用八味解郁汤加减更为稳妥。

（6）我觉得适合使用四逆散的人群偏多，其人严重缺乏锻炼，更有甚者一边穿裙子一边喊冷。

（7）临床发现，应用四逆散可短暂起到泻下的作用，但停药后可立即恢复。

（8）使用四逆散合五苓散治疗尿道综合征疗效显著，有时亦可加用淮山药、山萸肉。

（9）能用八味解郁汤这个方子的患者体质一般较好，以实为主，若有下利倾向则可加用山药、薏苡仁，一般不必担心理气过度。若虚实相当或以虚为主，则要换方了，如半夏泻心汤系列。所以，我认为在辨证时考虑使用哪个方为主方非常关键。

（10）我发现40至55岁之间的肿胀患者，在排除肾源性、心源性、肝源性、甲状腺功能减退、电解质紊乱等疾患后，予中药八味解郁汤加白术、泽泻、赤芍等疗效显著。

（11）临床发现，使用柴胡桂枝汤加细辛、干姜治疗过敏性鼻炎疗效显著，减去细辛疗效会变差。除了能减少分泌物的产生外，我觉得它降低了机体对温差的敏感度。应用当归四逆汤也能证明这个问题。

（12）我觉得柴苓汤这张方子很平和，肿瘤后期患者使用很适宜。不管他的舌苔如何，若稍有黄腻也可使用；主要看舌质，如舌质胖、大、暗或略紫，边有齿痕等。患者的临床表现中可有"水"的症状，如胸水可致胸闷、气急，少量腹水可致腹胀等，还可见眩晕、双下肢水肿等。方中桂枝不可减之，切记！

（13）除烦汤是针对热证而设，如口渴、咽干、唇红干、鼻出血、心烦等，热的部位一般偏上。柴胡加龙骨牡蛎汤是针对精神、神经系统疾病的患者，可见胸满、心烦、易惊、脐腹动悸、谵语、失眠等症状。两者一般不放在一起比较。

（14）半夏泻心汤治疗十二指肠球部溃疡、胃溃疡、糜烂性胃炎疗效显著，但对于浅表性胃炎伴胆汁反流疗效较差，后者予八味解郁汤效果不错。针对烧心感或嘈杂感，关键是芩、连与姜、夏的比例，这在治疗复发性难治性口腔溃疡、溃疡性结肠炎、克罗恩病是同理的。

（15）临床上，用甘草泻心汤加桂枝、肉桂治疗溃疡性结肠炎疗效显著。平素口服参苓白术散疗效也较好。我在临床上所见的溃疡性结肠炎患者，一般都是应用过抗生素、柳氮磺吡啶或泼尼松等药疗效较差而求助于中医，与复发性难治性口腔溃疡一样我选择了上方。这类疾患的体质均是寒热错杂、虚实夹杂的，要视病情调整好黄连、黄芩与桂枝、肉桂的比例。

（16）我发现使用甘草泻心汤治疗口腔溃疡时牙痛也会好转，牙龈也会舒服，舌头也会干净、灵活。

（17）平胃散与二陈汤用在开胃方面，特别是对于苔腻者疗效显著，成人、儿童均可使用。苍术用量在6~10g，安全可靠。

（18）柴朴汤或柴平汤用于治疗感冒后期已影响肠胃功能，或伴咳嗽、干咳为主，或有痰似无痰难咳之患者，效果很明显。

（19）六经辨证、体质辨证与辨病治疗，三者若能较完美结合可大幅提高临床疗效。

（20）五苓散较为平和，对于伴有高脂血症、脂肪肝或高尿酸血症的中青年患者特别适合。有时舌边有齿印就可使用，不一定非要出现胖大舌才用。

（21）猪苓汤对一些尿崩症患者疗效显著，不过剂量要大。

（22）临床使用小青龙汤时，常只关注了后背的寒冷感，忘却了舌苔要滑；在用止嗽散时又错加了黄芪（咳嗽的治疗，扶正一般不用黄芪，而用党参）。

（23）桂枝茯苓丸与葛芎芪五汤（黄芪桂枝五物汤加葛根、川芎）在临证中有部位选择的不同。前者偏于改善下半身的血供状况；后者偏于改善脑部供血为主，以及胸部及以上部位为主。前者整体状况偏实，后者整体状况较弱。

（24）乌梅丸中有十味药，在《伤寒论》《金匮要略》的方剂中属于较多者。其药味虽繁杂，但配伍严谨，寒热并用，不仅能安蛔止痛，更有调和肝胃、分解寒热之功。该方与厥阴病提纲证相符，故可视为治疗厥阴病寒热错杂之主方。

（25）石膏的药证是身热、汗出而烦渴，脉滑数或浮大、洪大。但石膏证应该针对的是大剂量的石膏，小剂量使用不受限定。石膏甘淡无异味，治疗咽痒、干咳或咳喘，小剂量应用效果不错，但它仅是方中的佐药，故其改变不了舌苔。临床上，使用石膏抗过敏的效果不错。

病症

（1）感冒后期余邪不清，我一般主张用和法，忌用一派清法，还有桔梗的用量不宜太大。

（2）咳嗽与寒邪密切相关，特别是小儿，应在柴朴汤中加干姜、五味子或桔梗；而成人则可在柴朴汤的基础上加味，如加玄参、桔梗、麦冬或干姜。注意忌食坚果类、海鲜类食物。

（3）我在临床发现，凡哮喘的患者，不管年龄大小，几乎都有剑突下不适，非胀非痛，时诉心动过速。查心电图、心脏超声、心肌酶甚至心脏CT，结果均未发现异常，在抗生素以及解痉、化痰药物的治疗下，咳嗽、气急等症状可能有所改善，但剑突下不适感可能依然存在，胃镜检查可能只是浅表性胃炎。临床发现，这类患者的睡眠有不同程度的问题，可予八味解郁汤合酸枣仁汤治疗，待剑突下不适感消失，再用柴朴汤、半夏厚朴汤等治疗。所以，在治疗哮喘患者时，要兼顾调肝气、养心安神。另外，排痰散亦是调肝、肺之气的妙方。

（4）咳嗽变异性哮喘（CVA）以儿童多见，选用柴朴汤加石膏、山栀子、牡丹皮、五味子治疗疗效显著。

（5）治疗神经内分泌系统的病症，以温胆汤为主，其加味方如导痰汤、十味温胆汤临床疗效明确。

（6）在临床上，头汗患者一般见于感冒后期、更年期、神经症、糖尿病、甲状腺功能亢进、经前期综合征、误补后、手术后、应用大剂量激素后等情况。治疗一般予小柴胡汤、柴桂汤、八味解郁汤、八味除烦汤、桂枝汤合玉屏风散、柴胡桂枝干姜汤等。汗多者，可酌情加用龙骨、牡蛎、五味子、小麦等。

（7）脂肪肝患者，同时有高血糖、高血压、高尿酸且大腹便便的人，要慎用黄连上清丸，因为他们的大便十有八九是偏稀的。

（8）多发性胆囊息肉的防治关键是忌口，而不一定要服用保健品。忌食煎炸之品，少食油腻之品，慎食豆制品。若感右胁不适时，可考虑使用柴胡剂，平素调控情绪，劳逸结合，每半年复查胆囊 B 超。

（9）在排除妇科疾患与肠道疾患的基础上，并多次中段尿培养阴性以后，应考虑是否为尿道综合征，可以予四逆散合五苓散治疗。注意适度控水，每日半暖水瓶左右（约 1000ml），建议患者继续工作与适度娱乐。

（10）治疗黄褐斑，若调血水无效，则可改为调气或调血，方用八味解郁汤加白芷、当归、赤芍，或八味活血汤，等等。

体质

（1）辨体质主要靠医生对临床的不断积累，提高对就诊患者作出符合现病史"状态"的概括能力。接下来的治疗，以把握既往体质和一贯体质为主而展开。

（2）"体质是相对的稳态，但也是会变的！"说得很妙。关键还是要看此稳态保持多久，何时变，受到的内外因素有多大而决定。

（3）外强中干的人比比皆是，过度地运动对气血绝对不利，我倒是建议常服小剂量的黄芪桂枝五物汤。体质的兼夹性或多重性难以简单概括，当然是先抓西瓜，后捡芝麻。

（4）注意季节用药和食疗，如中秋后的方药有明显改变，多虑、多思的患者实在太多，要适量多食秋梨与石榴！

（5）在用活血药时，确实要照顾患者的体质才行。先攻后缓，把握用药时间与力度，不然收尾就不漂亮了。

（6）火与热象通过舌诊来把握真的很重要。但我发现，应用荆芥连翘汤不一定需要舌有芒刺，有时舌质更重要。

（7）民间流行的食疗方扁鹊三豆饮，用量不可太大，要考虑肾脏的负担。肾结石及肾炎的人勿服，尿酸高的人慎服，上腹易饱胀的人少服。磨成豆浆当然可以，不过要煮到熟透。

（8）不应该说是西药掩盖了患者的症状，西药也在改善症状，不过带来了很多较为明确的副作用。如长期应用激素后血糖升高、库欣综合征、骨质疏松症、胃黏膜损伤、诱发或加重感染及停药反弹等。西药可能会改变患者的体质，而不是掩盖原有的体质。我们应该根据患者的情况辨证用药，随证治之，加强随访。

（9）我所在医院的心内科，几乎每个工作日都有要求我们中医科会诊的患者。有心脏器质性病变同时合并功能性紊乱的患者，在应用西药的基础上口服中药，效果很好，然后我会逐渐减少西药，患者也能接受。我治疗的原则是一手抓心理（进行疏导），一手抓方药。

（10）体质的调整是一个复杂的系统工程。在调治体质时，常需对患者的生活起居、饮食运动、心理辅导等方面提出个体化的指导意见。

彩插

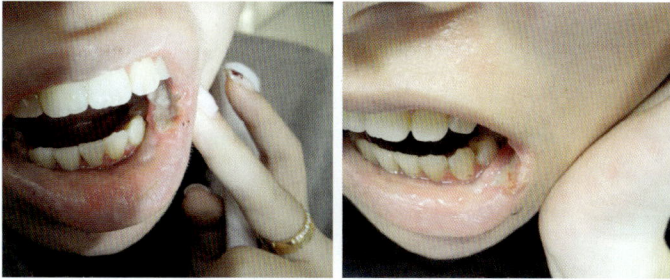

a   b

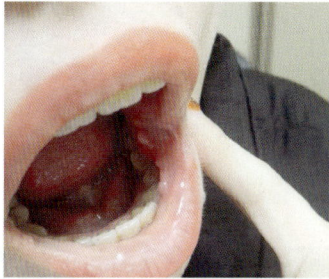

c

彩插 1

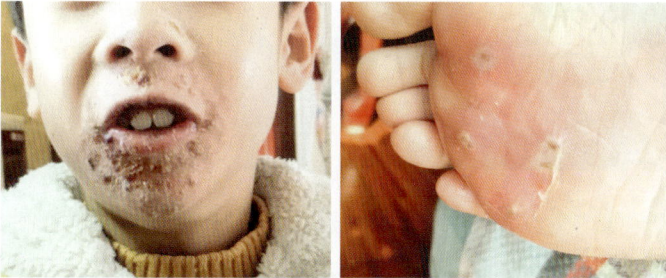

a   b

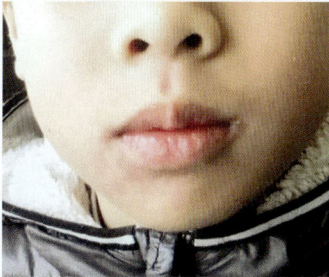

c

彩插 2

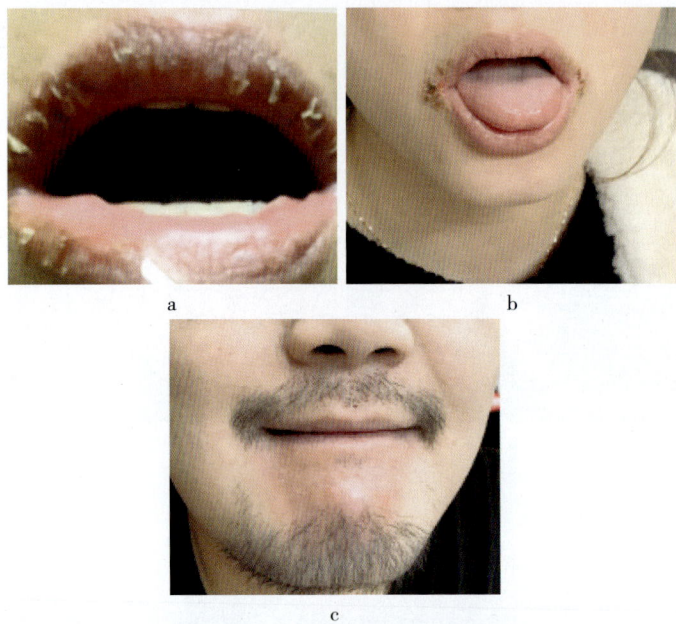

a   b

c

彩插 3

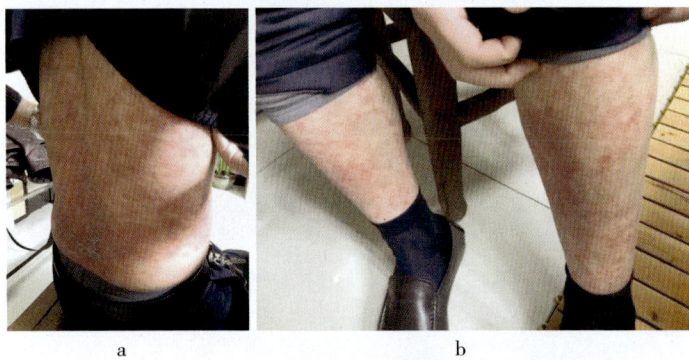

a   b

彩插 4

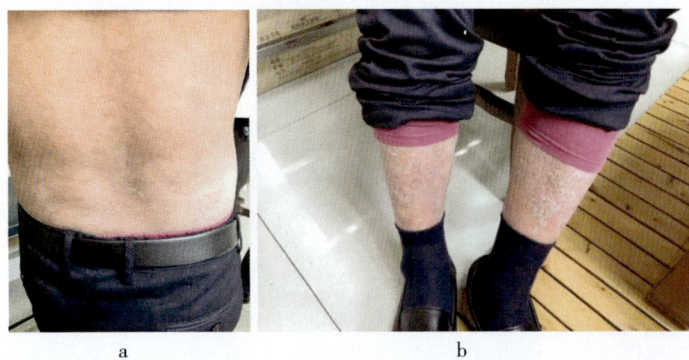

a   b

彩插 5

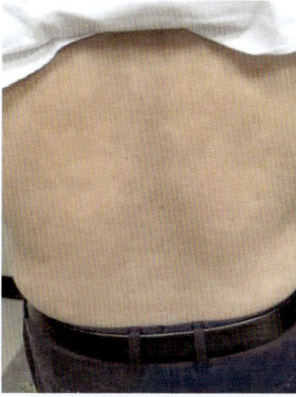

a

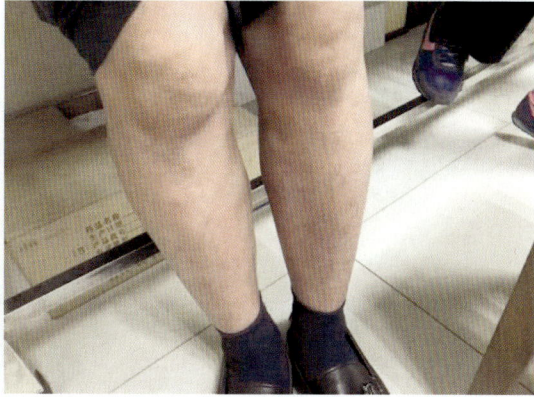

b

彩插 6

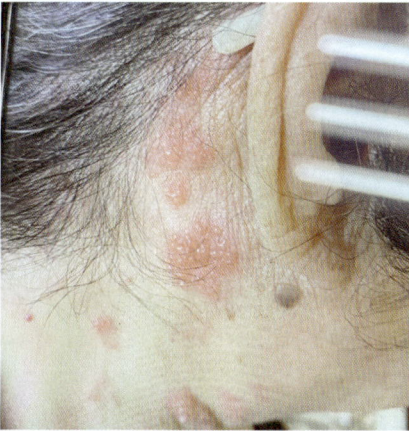

a

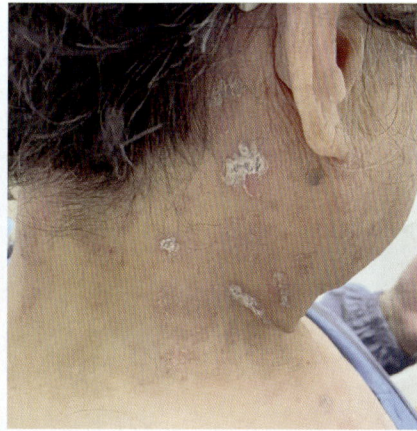

b

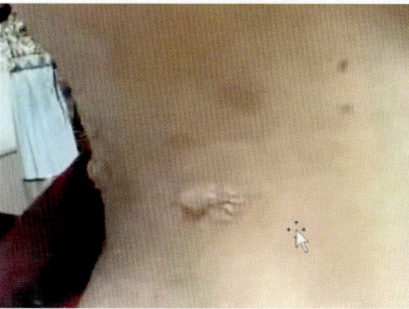

c

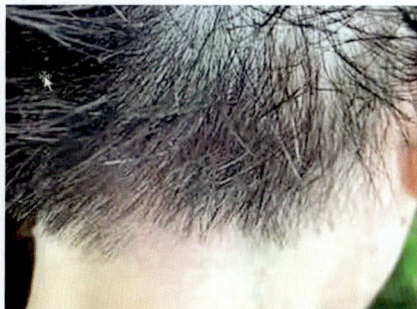

d

彩插 7

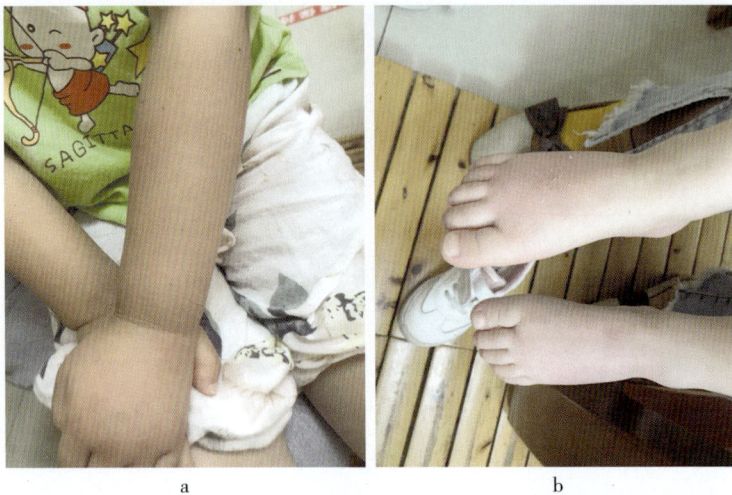

a   b

彩插 8

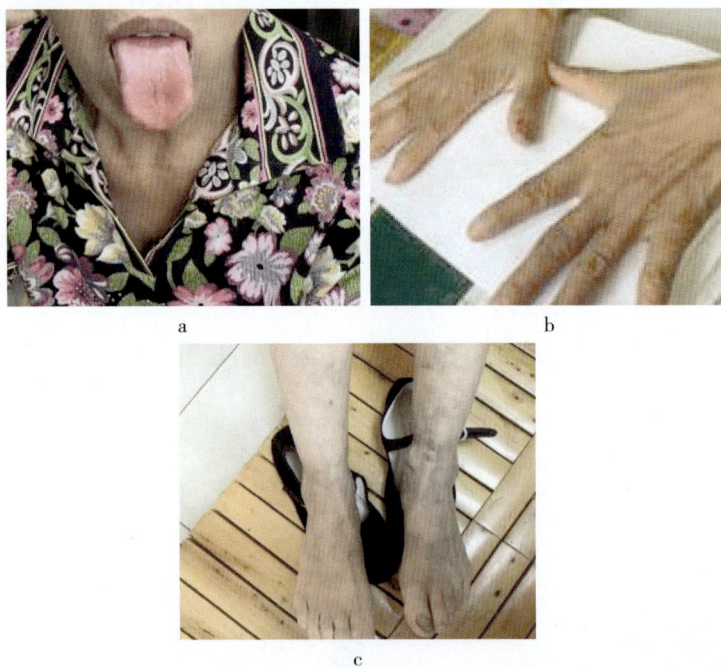

a   b

c

彩插 9